中医临床必读丛书

秘传眼科龙木论

接传红　高健生　整理

人民卫生出版社

图书在版编目(CIP)数据

秘传眼科龙木论/接传红等整理. —北京:人民卫生出版社,2006.6
(中医临床必读丛书)
ISBN 978-7-117-07600-5

Ⅰ.秘… Ⅱ.接… Ⅲ.中医五官科学:眼科学-中国-古代 Ⅳ.R276.7

中国版本图书馆 CIP 数据核字(2006)第 046608 号

中医临床必读丛书
秘传眼科龙木论

整　　理:接传红　高健生
出版发行:人民卫生出版社(中继线 010-59780011)
地　　址:北京市朝阳区潘家园南里 19 号
邮　　编:100021
E - mail:pmph @ pmph.com
购书热线:010-59787592　010-59787584　010-65264830
印　　刷:北京盛通数码印刷有限公司
经　　销:新华书店
开　　本:850×1168　1/32　印张:7
字　　数:140 千字
版　　次:2006 年 6 月第 1 版　2025 年 5 月第 1 版第 16 次印刷
标准书号:ISBN 978-7-117-07600-5/R·7601
定　　价:14.00 元
打击盗版举报电话:010-59787491　E-mail:WQ @ pmph.com
(凡属印装质量问题请与本社市场营销中心联系退换)

出版者的话

中医要发展创新，提高临床疗效是必由之路。而提高临床疗效的捷径，就是继承前人宝贵的诊疗理论和丰富的临床经验。古今大凡著名医家，无不是在熟读古籍，继承前人经验的基础上而成为一代宗师的。厚积薄发，由博返约，是读书成才的必然过程。步入21世纪，中医的发展与创新仍然离不开继承，而继承的第一步必须是熟读中医古籍，奠定基础。这好比万丈高楼，筑基必坚；参天大树，扎根必深。

为了在新世纪进一步发展中医，提高中医临床疗效水平，针对目前中医现状，国家中医药管理局启动了“优秀中医临床人才研修项目”。该计划首批精选培养名中医200名左右，期望在新世纪再培养一大批中医临床大家，为我国人民的医疗保健再做贡献。做临床，必读古籍；做名医，更需要熟悉古籍并能灵活应用。为了适应中医临床人才培养计划，我们从“优秀中医临床人才研修项目”必读书目中先期精选了中医各科必读的20种予以整理出版，后51种相继出版发行，《中医临床必读丛书》的出版渐臻完备。本丛书共71种，所选精当，涵盖面广，多为历代医家推崇，尊为必读经典著作，在中医学发展的长河中，占有重要的学术地位。

本次整理突出了以下特点：①力求原文准确，每种医籍均由各科专家遴选精善底本，加以严谨校勘，为读者提供精确的原文。②原则上只收原文，不作校记和注释，旨在使读者在研习之中渐得旨趣，体悟真谛。③每书撰写了导读，介绍该书的作者生平、成书背景、学术特点，及对临床的指导意义以及如何学习运用等内容，提要钩玄，以启迪读者。为便于读者检索，书后附以索引。

期望本丛书的出版，能真正起到读古籍，筑根基，做临床，提疗效的作用，有助于中医临床人才的培养和成长，以推动我国中医药事业的发展与创新。

一、经典著作

《黄帝内经素问》

《灵枢经》

《伤寒论》

《金匮要略》

《温病条辨》

《温热经纬》

二、通用著作

《素问玄机原病式》

《素问病机气宜保命集》

《儒门事亲》

《脾胃论》

《兰室秘藏》

《格致余论》

《丹溪心法》

《景岳全书》

《医贯》

《理虚元鉴》

《慎柔五书》

《医宗金鉴》

《石室秘录》

《杂病源流犀烛》

《类证治裁》

《医林改错》

《血证论》

《本草备要》

《医方集解》

《名医类案》

《医学衷中参西录》

三、各科著作

（一）内科

《金匮钩玄》

《秘传证治要诀及类方》

《医宗必读》

《医学心悟》

《证治汇补》

《医门法律》

《张氏医通》

《张聿青医案》

《临证指南医案》

《症因脉治》

《医学入门》

《医醇賸义》

(二) 外科

《外科证治全生集》

《外科发挥》

《疡科心得集》

《外科精义》

(三) 妇科

《妇人大全良方》

《女科经纶》

《傅青主女科》

《竹林寺女科秘传》

《济阴纲目》

(四) 儿科

《小儿药证直诀》

《活幼心书》

《幼科发挥》

《幼幼集成》

(五) 眼科

《秘传眼科龙木论》

《审视瑶函》

《银海精微》

《目经大成》

《眼科金镜》

(六) 耳鼻喉科

《重楼玉钥》

《口齿类要》

《喉科秘诀》

(七) 针灸科

《针灸甲乙经》

《针灸大成》

《针灸聚英》

(八) 骨伤科

《永类钤方》

《仙授理伤续继秘方》

《世医得效方》

《正体类要》

《伤科汇纂》

《厘正按摩要术》

(九) 养生

《遵生八笺》

《老老恒言》

人民卫生出版社

2006 年 5 月

序

中医药学是具有中国特色的生命科学，是科学与人文融合得比较好的学科，在人才培养方面，只要遵循中医药学自身发展的规律，只要把中医理论知识的深厚积淀与临床经验的活用有机的结合起来，就能培养出优秀的中医临床人才。

近百余年西学东渐，再加上当今市场经济价值取向的作用，使得一些中医师诊治疾病，常以西药打头阵，中药作陪衬，不论病情是否需要，一概是中药加西药。更有甚者不切脉、不辨证，凡遇炎症均以解毒消炎处理，如此失去了中医理论对诊疗实践的指导，则不可能培养出合格的中医临床人才。对此，中医学界许多有识之士颇感忧虑而痛心疾首。中医中药人才的培养，从国家社会的需求出发，应该在多种模式多个层面展开。当务之急是创造良好的育人环境。要倡导求真求异，学术民主的学风。国家中医药管理局设立了培育名医的研修项目，首先是参师襄诊，拜名师制订好读书计划，因人因材施教，务求实效。论其共性则需重视“悟性”的提高，医理与易理相通，重视易经相关理论的学习；还有文献学、逻辑学，生命科学原理与生物信息学等知识的学习运用。“悟性”主要体现在联系临床，提高思想思考思辨的能力，破解疑难病例获取疗效。再者是熟读一本临证案头书，研修项目精选的书目可以任选，作为读经典医籍研修晋阶保底的基本功。第二是诊疗环境，我建议城市与乡村、医院与诊所、病房与门诊可以兼顾，总以多临证多研讨为主。若参师三五位以上，年诊千例以上，必有上乘学问。第三是求真务实，“读经典做临床”关键在“做”字上苦下功夫，敢于置疑而后验证、诠释进而创新，诠证创新自然寓于继承之中。

中医治学当溯本求源，古为今用，继承是基础，创新是归宿，认真继承中医经典理论与临床诊疗经验，做到中医不能丢，进而才是中医现代化的实施。厚积薄发、厚今薄古为治学常理。所谓勤求古训、融汇新知，即是运用科学的临床思维方法，将理论与实践紧密联系，以显著的疗效、诠释、求证前贤的理论，寓继承之中求创新发展，从理论层面阐发古人前贤之未备，以推进中医学科的进步。

综观古往今来贤哲名医均是熟谙经典，勤于临证，发遑古义，创立新说者。通常所言的“学术思想”应是高层次的成就，是锲而不舍长期坚持“读经典做临床”在取得若干鲜活的诊疗经验的基础上，应是学术闪光点凝聚提炼出的精华。笔者以弘扬中医学学科的学术思想为己任而决不敢言自己有什么学术思想，因为学术思想一定要具备有创新思维与创新成果，当然是在继承为基础上的创新；学术思想必有理论内涵指导临床实践，能以提高防治水平；再者学术思想不应是一病一证一法一方的诊治经验与心得体会。如金元大家刘完素著有《素问玄机原病式》，自述“法之与术，悉出《内经》之玄机”，于刻苦钻研运气学说之后，倡“六气皆从火化”，阐发火热症证脉治，创立脏腑六气病机、玄府气液理论。其学术思想至今仍能指导温热、瘟疫的防治。非典型传染性肺炎(SARS)流行时，运用玄府气液理论分析证候病机，确立治则治法，遣药组方获取疗效，应对突发公共卫生事件造福群众。毋庸置疑刘完素是“读经典做临床”的楷模，而学习历史，凡成中医大家名师者基本如此，即使当今名医具有卓越学术思想者，亦无例外，因为经典医籍所提供的科学原理至今仍是维护健康防治疾病的准则，至今仍葆其青春，因此“读经典做临床”具有重要的现实意义。

值得指出，培养临床中坚骨干人才，造就学科领军人物是当务之急。在需要强化“读经典做临床”的同时，以唯物主义史观学习易经易道易图，与文、史、哲，逻辑学交叉渗透融合，提高“悟性”指导诊疗工作。面对新世纪东学西渐是另一股潮流，国外学者研究老聃、孔丘、朱熹、沈括之学，以应对技术高速发展与理论相对滞后的矛盾日趋突出的现状。譬如老聃是中国宇宙论的开拓者，惠施则注重宇宙中一般事物的观察。他解释宇宙为总包一切之“大一”与极微无内之“小一”构成，大而无外小而无内，大一寓有小一，小一中又涵有大一，两者相兼容而为用。如此见解不仅对中医学术研究具有指导作用，对宏观生物学与分子生物学的链接，纳入到系统复杂科学的领域至关重要。近日有学者撰文讨论自我感受的主观症状对医学的贡献和医师参照的意义；有学者从分子水平寻求直接调节整体功能的物质，而突破靶细胞的发病机制；有医生运用助阳化气，通利小便的方药能同时改善胃肠症状治疗幽门螺杆菌引起的胃炎，还有医生使用中成药治疗老年良性前列腺增生，运用非线性方法，优化观察指标，不把增生前列腺的直径作为惟一的“金”指标，用综合量表评价疗效而获得认许，这就是中医的思维，要坚定地走中国人自己的路。

人民卫生出版社为了落实国家中医药管理局设立的培育名医的研修项目，先从研修项目中精选20种古典医籍予以出版，余下50余种陆续刊行，为我们学习提供了便利条件，只要我们“博学之，审问之，慎思之，明辩之，笃行之”，就会学有所得、学有所长、学有所进、学有所成。治经典之学要落脚临床，实实在在去“做”，切忌坐而论道，应端正学风，尊重参师，教学相长，使自己成为中医界骨干人才。名医不是自封的，需要同行认可，而社会认可更为重要。让我们互相勉励，为中国中医名医战略实施取得实效多做有益的工作。

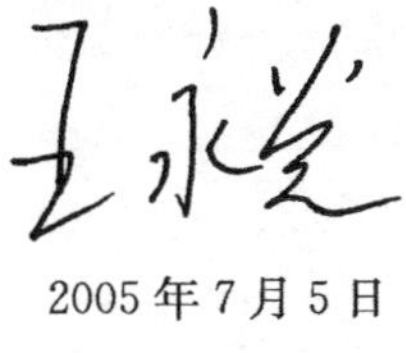

2005年7月5日

导读

《秘传眼科龙木论》是我国现存的最早眼科专著，早在唐代已脍炙人口，白居易在眼病诗中曾提及“龙树论”和治疗乌风内障的“决明丸”。故成书年代，最晚在公元7世纪以前，该书在我国长期被视为医疗教学的纲领性论著，引领着我国唐、宋、元、明四代一千余年的眼科发展，起到了极大的作用，亦为近代中医眼科的继承和创新，提示了许多思路和方法，是一部不可不读的重要临床参考书。

一、《秘传眼科龙木论》和作者

1. 成书年代背景和作者

我国东汉末年被誉为神医华佗已为婴儿时期（207～208）的魏国大将军司马师做目瘤割除术，术后良好，直至47年后复发，不久逝世。明代眼科学家傅仁宇称“针拨之针”肇自华佗。南北朝期间，史书已多处记载有关金针拨白内障手术后复明的轶事。随着政治的稳定，经济文化的发展，与国外交流日益增多，特别是古印度的佛教哲学家龙树（公元二三世纪人）大乘佛教中观宗的建立者，兼善医学，并修订了古印度医圣（善于金针拨障术）妙闻所著的《妙闻氏论文集》，被后世佛教尊称为龙树菩萨。古印度医学随着印度佛教传入我国，经过我国医学家的吸纳，融合、实践与创新，而不断总结写成的眼科专著，以神其说，托名为《龙树眼论》，又称《眼科龙树论》，至唐代已广为人知，诗人在会友、赠别或为眼病所苦时，作为抒发情感的内容之一，成为佳话，吟咏传颂至今。直至宋代英宗赵曙时期（公元1064～1067），因龙树论之“树”与“曙”同音，为讳忌，而改名为《龙木论》，在历代辗转抄录过程中，经临床医学家补充或辑录其他医著有关内容增补，形成明万历年间（1575）黄毅刊本，书名为《秘传眼科龙木论》而流传至今。

2. 成书主要内容

《秘传眼科龙木论》的主要内容，根据历代史学家，特别是近代名老中医李熊飞先生的考证较以往有了重大实质性进展。

卷之首为龙木总论12条，其中“审的歌发挥”为刘皓的《眼论审的歌》首章；“眼叙论”、“三因证治”为节录于《三因极一病证方论》；“五轮歌”、“内障眼法根源歌”、“针内障眼后法歌”、“小儿歌”等，亦节录于《审的歌》；其余，“合药矜式”、“煎药诀”、“服药须知”、“点眼药诀”等现查无出处，可能系后人掺入。

卷之一至卷之六为七十二证方论，分为内外障两大类，内障23种病症，外障49种病症，在《圣济总录》、《幼幼新书》、《普济方》等书中多有署名引录，故被认为是《龙树眼论》的原书内容。“七十二证方论”中，每症后均有七言或五言小诗，亦为刘皓《审的歌》内容，诗中涉及到眼病诊断，鉴别诊断，手术适应证，禁忌证，手术方法，注意事项，以及对疾病的预后等诸多方面的内容，全系临床经验之补充，曾如“审的歌发挥”中所说“若或言词无据，即不足与讨论以从”。体现刘皓不仅对眼病概念清楚，辨证用药经验丰富，并且也是精于眼科手术的大师，才能总结写出如此精辟的补充内容。

卷之七，为“诸家秘要名方”共收集五家，除《诸病源候论》“针眼”外，均系宋代医家眼病名方38首。卷之八“针灸经”乃从《圣济总录·针灸门》中辑录的有关眼科常用穴位及针灸方法。卷之九、卷之十，“诸药辨论药性”，介绍眼科常用药物155种，绝大部分来自《千金翼方》，其余小部分取自《唐本草》、《本草拾遗》、《大明本草》、《开宝本草》等书中。

书末，附：葆光道人《秘传眼科龙木集》，其前部分的“眼论”、“论”及“钩割针镰法”，为抄自《太平圣惠方》。“五轮歌”、“八廓歌”、“论眼捷法”、“论眼昏花捷要”等内容出处待考。其后“七十二问”为抄录于《黄帝七十二证眼论》之内容，可见证于《永乐大典》中。

二、主要学术特点及临床的指导意义

1. 我国最早的白内障术前视功能检查法

该书在“七十二证方论”中论述有关手术适应证的视功能检查要求：一是白内障基本成熟，二是光功能检查，能辨别日、月、火三光；三是瞳神的形态和功能正常。如圆翳内障中说：“不辨人物，惟睹三光，玉翳青白，瞳神端正，阳看能小，阴看能大，其眼需针。”如果达不到上述要求的，就不是适应证或禁忌证。若强行手术非但达不到效果，反而给患者造成痛苦，如雷头风内障中说：“瞳神或大或小不定，眼前昏黑，不辨三光，脑热流脂来结白，医人不识便针通，虽然翳坠依前暗，自愧庸医不用功。”我国上述对瞳孔功能的认识并作为白内障手术适应证的金标准，比阿拉伯医学早二百余年，至今仍不失为是白内障术前的视功能检查原则。

2. 我国最早的白内障分类法及其临床指导意义

该书中将白内障分为五大类、十六种：一为老年性白内障，其中又详分为十二种；二为先天性白内障；三为外伤性白内障；四为五风变内障；五为雷头风内障。

（1）确定手术适应证：要通过严格的视功能检查。

（2）手术进针部位：在角膜缘外的睫状体部位，如浮翳内障中说："金针拨出近乌睛"，沉翳内障中说："此障拨时需远穴，劝君莫用短头针"。

（3）白内障形态不同选用不同的针具：拨障针有粗针、细针，短头针、长头针等，以适应不同形态的白内障的手术需要，如针内障眼法歌中说："用意临时体候看，老翳细针粗薄嫩，针形不可一般般"。

（4）不同形态的内障要选择不同的拨障手术程序：一定的拨障程序也是手术成功的关键，如横翳内障为"开时先向中心拨"，偃月内障为"厚处先宜拨便开"，枣花内障为"拨时从上轻轻拨，状似流星与落霞"。对不同性质和不同形态的白内障，选用不同的手术程序，手术器械的基本原则，至今仍很重要。

3. 我国第一部眼科手术著作

（1）可手术病种占 56.94％：72 种内外障眼病中所列内障眼病有白内障 16 种，除 2 种并发性白内障外，14 种可以作金针拨障术治疗。在外障眼病中，有 27 种适用于镰洗，钩割、熨烙、烧炙等手术方法治疗。内障、外障可手术治疗的共为 41 种，占 72 种眼病的 56.94％。

（2）手术禁忌证占 22.22％：在内障眼病中提出 5 种不宜手术，外障眼病中有 11 种明确指出不要误作手术，即在 72 种中有 16 种病症不宜或禁忌作手术治疗，占 22.22％。对手术禁忌用"不宜"、"莫"等表述，对误用手术治疗的用"针之无效"、"恐损眼"等予以警告。

（3）手术适应证和禁忌证的互补性：该书能详述手术的适应证 41 种，更强调了手术不适应证、禁忌证及其危害性共 16 种，两者共 57 种，占 72 种中的 79.17％，从手术学的要求，说明该书有近 80％的病症，论述了眼科手术问题，从而充分说明了该书是一部眼科手术学著作。

(4) 围手术期中医药治疗发挥了优势：该书不仅记载了内外障病症的手术方法及手术适应证、禁忌证等，同时还把手术前和手术后的围手术期治疗，作为手术治疗学的重要组成部分加以介绍，围手术期治疗对41种内外障病症，在术前或术后的围手术期内均采用了相应的一种或几种治疗方法，覆盖率达100%，手术前的治疗（包括情志调护）可以缓解术前的症状而有利于手术的进行。术后治疗能减轻手术反应及并发症，进而缩短疗程，提高疗效。眼科学家们在围手术期内积累的治疗经验，形成了中医药手术发展中的一大特色，至今仍可大力借鉴发挥。

4. 我国最早的官办教育六大教材之一

宋朝神宗时（1068～1085年），医学教育，有学生300人，设三科以教之，其方脉科以《素问》、《难经》、《脉经》为大经，以《诸病源候论》、《龙树眼论》、《千金翼方》为小经。说明当时《龙树眼论》在医学界及社会上的影响极大，仅次于《素问》、《难经》和《脉经》，与《诸病源候论》和《千金翼方》并列，定为六大教材之一，为各科必读之书，可见对培养眼科人才之重视。

5. 提倡树立高尚医德，反对愚昧迷信

书中要求医者树立高尚医德，对患者要具备高度同情心。如提倡“安心定意行医道”、“针者但行贤哲行，恻隐之情实善缘。”极力倡导有眼病及早求医，呼吁反对愚昧迷信，如指出“愚痴初患不将治，初问针药却生疑，求神拜鬼闲烧炙，痛极狂心枉祷神”。

三、如何学习应用《秘传眼科龙木论》

1. 编写体例可供参考

眼科内外障分类法的体例，条目清楚，简明易学，后世多有按此体例编著，如元代危亦林所编著的《世医得效方》中的卷第十六“眼科”的内容，即分为内障23症，外障49症，另增加了虚证、热证、风证、气证、翳障、通治及拾遗十六方等内容。清代《医宗金鉴》为清乾隆钦定编纂而成，其中的《眼科心法要诀》是在七十二证方论的体例基础上，内障部分对类似于近代青光眼的六类疾病分为有余和不足论述，外障之后，又增加了“补遗”新增加眼科病症6种，妇人眼病4种，丰富了原有的一些内容，以后在眼科专著中，对白内障的分类，五风内障（原发性青光眼）的分类，无不在此基础上稍作修改或增删。

2. 金针拨障术的进针部位对现代眼科手术发展的意义

该书中进针部位比较明确，是在近乌睛（角膜）缘外，即睫状体部位，至元代《原机启微》中已明确“去黑睛如米许，针之令入，”即大约距角膜缘外的4～5mm处，明代《审视瑶函》中说：“离黑珠与大眦两处相平分中，慢慢将针插下”。清代《目经大成》指出：“针锋就金位去风轮与锐眦相半，正中插入，毫发无偏。”指出了对进针部位的严格定位要求达到毫发无偏的精度，根据近代中国中医科学院唐由之教授于20世纪50年代开始研究该手术进针部位，在白内障针拨术和白内障针拨套出术中比较科学准确地定位于角膜缘外4mm处，相当于眼球内睫状体扁平部。经过大量临床实践，证明在该切口部位做手术是安全的、简便的，术中不会发生睫状体部位的出血，术后近期和长期随访未发生交感性眼炎。该课题荣获1985年国家科技进步二等奖。1971年美国Machemer选用在睫状体扁平部作切口，进行玻璃体和视网膜手术。1976年我国张效房教授等又将该手术切口部位作为眼球后半部异物摘出术的优选切口部位写入专著中。近年来，唐由之教授又指导研究在该切口部位从后房引流房水，降低眼压的大胆设想，并在临床取得显著的成功。同时，睫状体扁平部手术切口的优点更加彰显。

3. 我国最早的对雀目病症的诊断和鉴别诊断

该书以雀目（夜盲）为主要症状，列出肝虚雀目（维生素A缺乏症）和高风雀目（原发性视网膜色素变性）二病症。首先论述肝虚雀目的主要症状早期为痒，涩，时好时坏时暗。极重之时，惟见直下之物（视野未缩小不影响行走活动）晚期双目失明。小儿患此为疳病所伤，即重度营养不良，成人为肝脏虚劳，亦为营养不良引起，应按疳病治疗。

高风雀目早期，除夜盲以外，多无自觉不适症状，以后发展与肝虚雀目惟一不同的是见物不同，惟见顶上之物（即只能见到人之头部）是管状视野的表现。晚期视力下降，变为青盲，多年以后瞳神内变为金黄色内障。

该书在刘皓诗中作了重要的补充说明："雀目前篇已辨根，此篇何要再三论，直缘病状同中异，为是高风要别陈，一种黄昏无所见，若观天象总难分，多年瞳子如金色，欲识高风只是真。"可见当时医界对此二种疾病概念混淆不清是比较普遍现象。

4. 秦皮汤治疗病毒性角膜炎的新思路

该书"小儿斑疮入眼"病症中，载有秦皮汤（秦皮、秦艽、细辛、防风、甘草），唐由之教授据此启发下，研制成病毒1号滴眼液治疗单疱病毒性角膜炎，不仅具有较好疗效，而且在治疗后的复发率明显降低，曾获1991年国家中医管药管理局科技进步二等奖。

5. 仙灵脾补阳扶正托毒法治疗单疱病毒性角膜炎

本人在学习该书卷之九时，发现"诸方辨论药性"中，"仙灵脾"经验方治疮毒入眼。给我们一个新思路即补阳扶正托毒法，治疗病毒性角膜炎，尤其是多年反复发作而难愈的患者。因为该病反复发作的病机是邪伏正虚，新感即发，长期形成正虚邪留，正邪互争的病势，以其病证，病位结合，进行辨证论治，以扶正祛邪为治疗大法，提出用仙灵脾补阳扶正托毒的治法介入，以仙灵脾加玉屏风散益气补肾，与银花，蒲公英等清热解毒之品结合，成为“益气固表，补阳扶正托毒法”治疗反复发作的单疱病毒性角膜炎有较好效果。

6. 读书要认真，文章详思量

该书内障部分的前十六种病症，主要论述白内障的手术适应证和禁忌证，特别前十四种（老年性、先天性、外伤性白内障），必须采用金针拨障术的治疗，并都强调了手术后要配合药物治疗，并附术后所服1～3张药方，而后世少数学者写书时，竟然将白内障术后围手术期治疗的药方错误地作为白内障不手术的治疗药方。最具代表的为元代的《世医得效方》第十六卷“眼科”和清代《医宗金鉴·眼科心法要诀》中，作者不理解白内障成熟后必须手术治疗，手术治疗后必须配合药物治疗，以缓解术中和术后并发症（因当时手术条件所限），有的竟然将术后治疗的药方，用于白内障的保守治疗药方，而且至今对此引导读者的严重错误论述未有议论者，故将告诫后学者：“读书要深究，思量辨伪真，文章宜言慎，妄论贻误人。”共勉之。

《秘传眼科龙木论》是在《龙树眼论》的基础上增补辑录后世医著中的有关内容而成。《龙树眼论》是我国现存最早的眼科专著，是我国最早的眼科手术著作，是我国最早的官办眼科教材，是我国公元7世纪以前的眼科学发展智慧的结晶，我们后学者应该静下心来，仔细阅读，认真揣摩，学习唐朝眼科学家们吸收和融合外来医学，经过实践和创新的精神，结合现代科学，特别是现代医学方面的先进方法和手段，才能做好继承和创新工作，这是时代的要求，中医事业发展的需要，我们必须坚持不懈地努力去做。

中国中医科学院眼科医院　高健生

2006年4月

整理说明

《秘传眼科龙木论》是我国现存最早的单行本眼科专著，是一部资料丰富而又全面的眼科文献，始见于南齐，盛行于隋唐，演变于赵宋，版毁于金元，明清以降，更无论矣。因年代久远，作者不详。自古以来，校勘医籍者，代不乏人，独于眼目这门专科的古籍，少有问津者，时至今日，欲求整理好一千五百年前之古籍，本属难事，何况原著善本无处觅，参考文献不足征，更不能起古人于九泉而问之，难上难矣！

1998 年 87 岁高龄的名老中医李熊飞先生对本书究源溯流多年，进行全面而详细的校注，并委托我进行整理，终于出版了《秘传眼科龙木论校注》一书。

校注本包括《秘传眼科龙木论》和《葆光道人·秘传眼科龙木集》两个版本，以明·万历乙亥黄刻本为底本，《普济方》和《葆光道人秘传眼科》为主校本，孙思邈《千金翼方》、王怀隐等《太平圣惠方》等多本古籍为他校本。

本次整理此书是根据人民卫生出版社中医出版中心《古籍整理要求》而拟定的，具体方法如下：

1. 以明万历乙亥（明神宗三年公元 1575 年），黄刻本书业堂藏版，木刻大字为底本。参照人卫社 1998 年版《秘传眼科龙木论校注》整理，并对此书再次校对，底本原文确有明显错、别字者，直接改正，用正确规范的简体字，保证书稿内容全面而准确。

2. 去掉了底本中的注。

3. 药名统一规范，如旋复花→旋覆花，白芨→白及等。

4. 文末除附有引用文献和参考文献外，增加了按笔画进行的方剂名索引和中药名索引。

本次整理，征求了95岁高龄的李熊飞先生的意见，仍然委托我进行整理，并请中华中医药学会眼科分会主任委员高健生研究员撰写导读，在此表示感谢，希望能对广大读者阅读有所帮助。

接传红

2006年4月

目录

秘传眼科龙木论卷之首

龙木集序

汉以上有说无方，由汉以下方与说始备，说不乖理，方不违义，斯其为良医矣。古之医有俞跗，渤海秦越人，其为术不止汤熨针石，能视见五脏癥结，割皮解肌，湔浣肠胃，神秘精妙，咸可为后世法。汉仓公得黄帝扁鹊脉书，其言人生死不爽毫发，司马迁备载之，后世多不晓，然其意则微矣。医之攻疫，犹将之制敌，善将者不择人而战，善医者不择病而治。余观韬钤诸书，阴阳变化，纵横间谍，天地人事之纪，莫不详究，下至云鸟龙蛇，八阵六花之奇，进退倚伏战守攻围之具，条贯靡遗，真可为用兵之权舆矣。然敌之来，虚实坚瑕，其机难测，而其为变无穷，胜败死生，在料量呼吸之顷，不可尝试而冒为之者，则决策发奇，运用之妙，存乎其人，医之为道，亦若是而已。目者肝之外候，五脏六腑之精气，上注于目，故火乘肺，白轮赤；火乘脾，肉轮赤；火乘肝肾，黑睛翳。心君火动，则各有所乘。五脏之虚实，六气之乖和，皆应于目，医者视形色，察脉理，审度量，立规矩，知其有余不足，与法之顺逆，然后可以为施治之则，此龙木集之所由作也。立论精微，布法该核，深有得于俞扁仓公神髓，理由说阐，方以义裁，不啻如孙吴之法，严整疏远，可以待胜乎敌，而生死起废，应手而得者，惟在人善用之耳。

毅所侍御黄公，患其集未广布，命梓之以传，其仁溥矣。公观风海表，荒陬僻邑，咸所爱恤，其民之欺蔽于豪强，网络于诛求，靡烂于棰楚敲扑之下，盖蔽而不获伸者，不有妨人之苦于懵瞽者乎，殆有甚者。又不有精神内竭，目系上强，惧旦夕陨弃而不克救者乎，其未经历与所未廉得者，困苦憔悴之状，不亦有如是之极且急者乎，公见之，必尽悯之，不欲其夭废，而安全之者，其亦有所处矣。生人之心一也，起废疾则广思其方，理天下则务平其政，公佐天子出治调燮之任，亦尽是心而已。常郡侯浠桂，朱公袗以公命属文于余，余不佞，不能为文，惟推公之心以为侯告，侯曰然，遂书之。

万历乙亥岁春三月吉日

赐进士出身奉政大夫广东按察司佥事

前南京兵部车驾司郎中王问撰

龙木总论

凡十二条

一　审的歌发挥

详夫自古名人，无不从学而就功，推穷事理，尽因事以立文，须在理通，方当行用。若或言词无据，即不足与讨论以从，幼岁此道留心，亦乃数世相传，岂敢妄违先哲。每逢同道，皆言眼疾有七十二般，及问其数，名迹难言一半。今则谨按诸家眼论，夙夜搜求，敢推眼疾之名果有七十二种，据其疾状，患者颇多，论录为歌，以贻后代。又自古诸家之眼论，各有条章，病状一一不同，数目皆书不足。或有画作图形，或有歌其药性，虽则救人为切，详之理，未周全。遂乃按其古今，缀为歌颂，名号审的歌矣。庶使心念其言，眼看疾状，认识既不差错，治疗又有所凭，将用救人，永无伤横。近见庸医之辈，学不从师，自出已意，乱行针药，或即虚则反泻，实则反补，或则翳嫩便针，疮痕割烙。或即不看血忌，触犯人神，或即误针太深，损其荣卫，因兹疼痛，便致损伤。针刀触着五轮，汤药乖于脏腑，亦由病家无鉴，信任庸医，遂使可痊之眸，永沉昏暗之证，忝为人子，曷不愍伤。故书苦口之辞，发挥歌诀义理者也。

二　眼叙论

夫眼者，五脏之精明，一生之至宝，如天之有日月，其可不保护之。然骨之精为瞳子属肾。筋之精为黑眼属肝。血之精为络果属心。气之精为白眼属肺。肉之精为约束属脾。裹撷筋骨血气之精，与脉并为系。系上属于脑，后出于项中。故六淫外伤，五脏内郁，饮食房室，远视悲泣，抄写雕镂，刺绣博奕，不避烟尘，刺血发汗，皆能病目，故方论有五轮、八廓、内外障等，各各不同。尤当分其所因，及脏腑阴阳，不可混滥。如目决其面者，为兑眦，属少阳。近鼻上为外眦，属太阳。下为内眦，属阳明。赤脉从一上下者，太阳病。从下上者，阳明病。从外走内者，少阳病。此三阳病，不可混也。睛色赤，病在心。色白，病在肺。色青，病在肝。色黑，病在肾。色黄，病在脾。色不可名者，病在胃中。此五脏病，不可混也。仍叙三因于后。

三　三因证治

病者喜怒不节，忧思兼并，致脏气不平，郁而生涎，随气上厥，逢脑之虚，浸淫眼系，荫注于目，轻则昏涩，重则障翳，眵泪胬肉，白膜漫睛，皆内所因。或数冒风寒，不避暑湿，邪中于项，乘虚循系，以入于脑，故生外翳。翳论中所谓青风、绿风、紫风、黑风、赤风、白风、白翳、黄翳等。随八风所中，变生诸证，皆外所因。或嗜欲不节，饮酒无时，生食五辛，热啖炙煿，驰骋田猎，冒涉烟尘，劳动外精，丧明之本。所谓恣一时之游佚，为百岁之固愆，皆不内外因。治之各有方。

四　五轮歌

眼中赤脉血轮心，眼中白睛有赤脉，是血轮，主属心。

黑睛属肾水轮深，黑睛属肾，为水轮。

白睛属肺气轮应，白睛为气轮，属肺。

肝应风轮位亦沉，肝主风轮，在内无形。

总管肉轮脾脏应，肉轮属脾。

两睑脾应病亦侵。两睑属脾。

瞳人属肾为淮海，光明莹净值千金。

一脏不和攻入眼，针医宜蚤莫沉吟。

愚痴初患不将治，初问针药却生疑，

求神拜鬼闲烧灸，痛极狂心枉祷祈。

风热渐深牢固后，昏沉翳膜始求医。

假使得痊兼复体，服药名医日月迟。

五　内障眼法根源歌

不疼不痒渐昏朦，薄雾轻烟渐渐浓，

或见蝇飞花乱出，或如悬蟢在虚空。

此般样状因何得，肝脏停留热及风。

大叫大啼惊与怒，脑脂流入黑睛中。

初时一眼先昏暗，次第相传与一同。

苦口何须陈逆耳，只缘肝气不相通。

此时服药期销定，将息多乖即没功。

日久既应全黑暗，特名内障障双瞳。
名字随形分十六，龙师圣者会推穷。
灵药这回难得效，金针一拨日当空。
强修将息依前说，莫遣仍前病复踪。

六 针内障眼法歌

内障由来十六般，学医人子须审看，
分明一一知形状，下针方可得安然，
若将针法同图翳，误损神光取瘥难。
冷热先明虚与实，调和四体得全康，
不然气闷违将息，呕逆劳神翳却翻。
咳嗽振头皆不可，多惊先服镇惊圆。
若求良药银膏等，用意临时体候看。
老翳细针粗薄嫩，针形不可一般般。
病虚新产怀娠月，下针应知将息难。
不雨不风兼吉日，清斋三日在针前。
安心定意行医道，念佛亲姻莫杂喧。
患者向明盘膝坐，提师腰带在心安。
针者但行贤哲行，恻隐之情实善缘。
有血莫针须住手，裹封如旧再开看。
忽然惊振医重下，服药三旬见朗然。
七日改封虽见物，花生水动莫他言。
还睛圆散坚心服，百日分明复旧根。

七 针内障眼后法歌

内障金针针了时，医师言语要深知，

绵包黑豆如球子，眼上安排绵系之，
头安枕上须要稳上一作豆，仰卧三朝莫厌迟。
封后忽然微有痛，脑风牵动莫他疑。
或针或烙依经法，痛极仍将火熨之。
拟吐白梅含咽汁，吐来仰卧却从伊。
起则恐因遭努损，虽然稀有也须知。
七朝豉粥温温服，震着牙关事不宜。
大小便时须缓缓，无令自起要扶持。
高声叫唤言多后，惊动睛轮见雪飞。
如此志心三十日，渐渐出外认亲知。
收心莫忆阴阳事，夫妇分床百日期。
一月不须淋洗面，针痕湿着痛微微。
五辛酒面周年断，服药平除病根基。

八　小儿歌

小儿不与大人同，医疗之源别有宗。
神气未全难保抱，铍镰灸烙哭伤瞳。
等闲痛药勿令点，啼叫劳他病转浓。
更若手揉难禁制，因兹睛破永天终。
欲求稳便全双目，善药煎淋洗避风。
服药养肝须见效，免教昏暗一生中。

九　合药矜式

凡眼病多因五脏壅热上冲使然，故汤饮之剂，不可见火，盖药性得火则热，投之脏腑，恰如扬汤止沸，非谓无益，又且害之。须是净洗向日，如遇阴雨，亦当风干，若食前补实等药，或炮或炙，一依方法，今具于下：

乌头、附子：生用去皮尖，熟则用灰火炮裂去皮尖。

牡蛎：生用则去泥，熟用盐泥固济，炭火烧通赤，取净，须左顾者。

诸角先镑治为细末，然后入药和合，宝石亦然。

大黄：古方亦用湿纸裹煨，或甑上蒸。近世生用，当量虚实生熟用之。

天麦二门冬、牡丹、巴戟天、远志、地骨皮、皆去心。

茯苓：去皮。

芍药：去心，补药用白者，泻药用赤者。

当归：去芦净洗，入补药则用水洗，烈日晒干。入汤饮酒浸十宿。

羌活、黄连、藜芦：去根芦洗净。

矾石：须于新瓦上，或铜器中熬令沸，汁尽即止。

石南：剔取叶、嫩茎。去大枝。

菟丝子：酒浸、曝干、火焙亦得。用纸条子同碾即为末。又用盐拌碾则易碎，但只用酒浸烂而碾为膏。却焙再碾，念老鹰声不辄则易碎。

杏仁、蕤仁：湿去皮尖。

柴胡、藁本、前胡：去苗洗净。

桂心：去皮。

陈皮、枳壳：去瓤，麸炒。

诸花：去萼及梗，洗净。

香附子：麸炒。去毛。

白僵蚕：直者，去丝嘴，炒。

防风：去叉股者。

蝎虫：去足翅、微炒。

荆芥、白芷、白及、白蔹：不见火。

蝉蜕：洗去土，晒干，微炒。

细辛：去叶、洗净。

乳香：寻常用指甲爪、灯心草、糯米之类同研及水浸乳钵研之，皆费力。惟纸裹放壁隙中良久，研即粉碎。

麝香：须着少水研之，自然碎极细，不必罗也。

炼蜜法：称蜜十两、水十两，同煎去沫，准令水尽，取出，称得净蜜十两，则是水耗而蜜在，庶不焦损。又每蜜一斤，只炼得十二两半。是数若太少太过，并用不得。

凡膏中用蜡，皆烊搅，调以和药。

凡膏中用脂，皆先炼去草，方可用。

凡膏中有用雄黄、朱砂辈，皆别捣细研，飞过如面，绞膏毕，乃投膏中，以物疾搅，勿使凝强不调。

凡膏中用水银，须于凝膏中研令消散。胡粉亦然。若水银误倾在地，不可收，宜以雉尾收之，川椒亦嘉。

凡药中用蜜，先称药末两数若干，次称炼了蜜与药等分，方可搜，搜毕，更于石臼中捣百数杵，视其色理合同为嘉。

凡药末须用蜜绢作罗底。

锉散药用竹筛筛过，方得药汁清利。

十　煎药法

大凡煎药，退热药须要清利，不可用火太猛，火势蒸炎，水则易干。须是火势得中。扇之，恐灰土泥飞入药中，服之反为害也。要当家人监视，不可专付婢仆也。

十一　服药须知

凡服药率多凉剂，必于食后服之。或者徒泥其说，往往食未下咽，药即入口，是致食气与药气冲搏，酿积于脾胃之上，不谓药无其效，且使脾家受冷，旋至虚弱。须当食歇片时，候胸膈稍宽，然后随意服之。尤贵冷热所得。火热则非肝肺所宜，大冷则脾胃停积不化，宜自斟酌耳。

十二　点眼药诀

凡点眼之药，多用脑、麝之类，通入关窍毛孔，易至引惹风邪。点眼之时，宜向密室端坐，然后用铜箸点少许药，放入眼内，点毕，以两手对按鱼尾二穴，次合眼良久，候血脉稍定，渐渐放开。若是夜卧用药，则又不拘此法也。或向当风去处，或是点罢即开，则风邪乘入血脉，涩滞难散，疾势愈切，须当留意。

秘传眼科龙木论卷之一

七十二证方论

第一 圆翳内障

此眼初患之时，眼前多见蝇飞，花发、垂喜，薄烟轻雾，渐渐加重，不痛不痒，端然渐渐失明，眼与不患眼相似，且不辨人物，惟睹三光。患者不觉，先从一眼先患，向后相牵俱损，此是脑脂流下，肝热上冲，玉翳青白，瞳仁端正，阳看则小，阴看则大。其眼须针。然后服药补治，用防风散、羚羊角饮子。

歌　曰

翳中最好是团圆，一点犹如水上盘，
阳里看时应自小，阴中见则又还宽。
金针一拨云飞去，朗日舒光五月天。
不是医人夸巧妙，万两黄金永不传。

防风散　治圆翳内障

茺蔚子　防风　桔梗　五味子　知母各二两　黑参　川大黄　细辛　芒硝　车前子　黄芩各一两

上捣，罗为细末，以水一盏，散一钱，煎至五分，去柤，食后温服。

羚羊角饮子 治圆翳内障

羚羊角磅，三两 知母焙 细辛去苗叶 车前子 人参 黄芩去黑心 各二两 防风去叉，二两半

上捣，罗为细末，以水一盏，散一钱，煎至五分，夜餐后，去柤，温服之。

第二 冰翳内障

此眼初患之时，头旋，额角偏痛，连眼睑骨及鼻颊骨疼痛，眼内赤涩，有花或黑或白或红，皆因肝脏积热，肺受风劳，或心烦，或呕血。大便秘涩，夜见灯花如蜂飞。初患之时，宜令针治诸穴脉，忌督脉出血过多，恐加昏暗，宜服还睛圆。

歌 曰

冰翳犹如水冻坚，阴中阳里一般般，
傍观瞳子透表白，针下分明岂诳言。
来往用针三五拨，志心服药必能痊。
若遇庸医强拨下，瞳人清净不能观。

还睛圆 治冰翳内障

防风 茺蔚子 车前子 知母各二两 人参 桔梗 黄芩 干地黄焙 细辛各一两 五味子二两半 黑参半两

上捣，罗为细末，炼蜜为圆，如梧桐子大，空心，茶下十圆。

第三　滑翳内障

此眼初患之时，不痛不痒，还从一眼先患，后乃相牵俱损，端然渐渐失明。皆因脑脂流下，肝风冲上，瞳人内有翳如水银珠子，不辨人物，宜令金针拨之，将息后，服补肝汤及石决明圆，即瘥。

歌　曰

滑翳看时心宜专，微含黄色白翻翻，
才开速大还速小，有似水银珠子旋。
针拨虽然随手落，凝神针出却归原。
缩针穿破青云散，五月金乌照远天。

补肝散　治滑翳内障

人参　茯苓　黑参　黄芩各一两　防风　知母　桔梗　茺蔚子各二两。

上捣，罗为细末，以水一盏，散一钱，煎至五分，去相，食后温服。

石决明圆　治滑翳内障

石决明　车前子　防风　知母各二两　茺蔚子　五味子　细辛　人参　茯苓　黄芩　大黄各一两

上捣，罗为细末，炼蜜为圆，如梧桐子大，食前，茶汤送下十圆。

第四　涩翳内障

此眼初患之时，朦胧如轻烟薄雾，还从一眼先患，渐渐失明，后乃相牵俱损，不睹人物，犹辨三光，翳如凝脂色，瞳人端正，宜令金针拨之。然后服还睛散，七宝圆，立效。

歌　曰

涩翳随开随聚迟，阴阳大小亦些微，

傍观瞳子凝脂色，先哲留言不要疑。

此障拨时依本法，用针三五不还离。

牢封七日图疮可，将息应当莫自欺。

还睛散　治涩翳内障

桔梗　五味子　茺蔚子　黑参　黄芩各一两　防风　知母各二两　车前子　细茶各二两半

上捣，罗为细末，以水一盏，散一钱，煎至五分，去柤，食后温服。

七宝圆　治涩翳内障

龙脑一分　人参一两　真珠半两　石决明另捣　罗细研　二两　琥珀三分　青鱼胆　熊胆各一两　茺蔚子二两

上捣，罗为细末，炼蜜为圆，如梧桐子大，食前，茶下十圆。

第五　散翳内障

此眼初患之时，不痒不痛，渐渐失明，还从一眼先患，惟瞳人里有障翳，乍青乍白，不辨人物，犹见三光。此眼宜令金针拨之，然后宜服还睛散，补肝汤主之效。

歌　曰

散翳薄薄又何为，形同酥点烂容仪。

随针针了和涎散，未得分明自觉知。

封裹安存须善巧，莫定患者致狐疑。

殷勤遣服还睛散，再睹三光百日期。

忌慎一如僧戒行，不须恣意纵贪痴。

深言向说何为切，记取冥冥黑暗时。

还睛散 治散翳内障

人参 白茯苓 细辛 五味子 桔梗各一两 车前子 防风各二两

上捣，罗为细末，以水一盏，散一钱，煎至五分，去柤，夜食后温服。

补肝汤 治散翳内障，兼目风眼寒

细辛 防风 茺蔚子各一两 五味子 桔梗各一两 黑参一两半

上捣，罗为细末，以水一盏，散一钱，煎至五分，去柤，空心温服。

第六 浮翳内障

此眼初患之时，都无痛痒，还从一眼先患，后乃相牵俱损，皆因热风冲入脑中，脑脂流下，凝结作翳，如银钉之色，虽不见人物，犹见三光。宜用金针拨之，然后宜服决明散，坠翳圆，神效。

歌 曰

浮翳正观如透外，乍看色白似银钉，

阴宽阳小随开合，此则深知是本形。

辨认既能无错谬，金针拨出近乌睛。

但依教法施心力，免触凝脂破不明。

决明散 治浮翳内障

石决明　人参　白茯苓　大黄　车前子　细辛各一两　防风　茺蔚子各二两　桔梗一两半

上捣，罗为细末，每食后米饮汤调下一钱。

坠翳圆　治浮翳内障

石决明　细辛各一两　知母　干地黄　防风各二两　兔肝炙干，一具　五味子　人参各二两半

上捣，罗为细末，炼蜜为丸，如梧桐子大，空心，茶下十圆。

第七　沉翳内障

此眼初患之时，肝脏劳热，还从一眼先患，或见黑花，后即相牵俱损，脑中热气流下，犹辨三光，宜金针拨之，然后服羚羊角饮子、空青圆即瘥。

歌　曰

一般内障又名沉，隐隐藏形黑水深，
向日细看方得见，自古相传不是今。
此障拨时须远穴，劝君莫要短头针。
坠翳强过五十息，只求牢固莫他心。

羚羊角饮子　治沉翳内障

羚羊角　防风　茺蔚子各二两　车前子　黑参　黄芩各一两　大黄半两

上捣，罗为细末，以水一盏，散一钱，煎至五分，去柤，空心温服。此药久服大效。

空青圆　治沉翳内障

空青二钱　五味子　车前子　细辛各一两　防风　生地黄　知母各二两　石决明另捣细研，一两

上捣，罗为细末，炼蜜为圆，如梧桐子大，空心，茶汤下十圆。

第八　横翳内障一名横关翳内障

此眼初患之时，还从一眼先患，皆是五脏虚劳，风毒冲上，脑脂流下，令眼失明，犹辨三光。宜用金针拨之，宜服还睛圆，七宝散，即瘥。

歌　曰

虽然希有横关翳，学者韬钤要得知，
细睹横心如剑脊，上头下畔白微微。
开时先向中心拨，随手还当若雾披。
既往修来何所作，一生龙树愿依归。

还睛圆　治横翳内障

人参　黑参　石决明　车前子　五味子　黄芩各一两　防风　细辛　干地黄各二两

上捣，罗为细末，炼蜜为圆，如梧桐子大，空心，茶汤下十五圆。

七宝散　治横翳内障

羚羊角　犀角各一两　胡黄连　石决明　车前子　甘草炙各半两　丹砂另研，一两

上除丹砂外，捣筛为细末，以水一盏，散一钱，煎至五分，去柤，入丹砂末半钱，食后温服。

第九　偃月翳内障

此眼初患之时，微有头旋，额角骨痛。因肝肾俱劳，脑风积热，致使生翳如偃月之状。宜用金针拨之。

然后宜服通明散、坠翳圆，立效。

歌　曰

眼中一种脑脂凝，何得偏称偃月明，
一半厚而一半薄，医工不了即疑生。
欲知巧妙行医法，厚处先宜拨便明。
圆散还睛应遣服，坚牢百岁得安宁。

通明散　治偃月翳内障

人参　防风　黄芩各一两　细辛一两半　茯苓半两　茺蔚子二两

上捣，罗为细末，以水一盏，散一钱，煎至五分，去柤，夜食后，温服。

坠翳圆　治偃月翳内障

青羊胆　青鱼胆　鲤鱼胆各七个　熊胆一分　牛胆半两　麝香少许　石决明一两

上捣，罗为细末，面糊为圆，如梧桐子大，空心，茶下十圆。

第十　枣花翳内障

此眼初患之时，微有头旋眼涩，渐渐昏暗，时时痒痛，脑热有花，黄黑不定。此状宜令针治诸脉，然后宜服还睛散，坠翳圆，立效。

歌　曰

翳中何名是枣花，周回锯齿没诸他，
拨时从上轻轻拨，状似流星与落霞。
细意辨看瞳子内，莫留断脚作拦遮。
依然不断还睛药，百岁光阴睹物华。

还睛散 治枣花翳内障

人参 茯苓 车前子 黑参 防风各一两 茺蔚子 知母各二两 黄芩去皮，两半

上捣，罗为细末，以水一盏，散一钱，煎至五分，去粗，温服。

坠翳圆 方同偃月翳坠翳圆

第十一 白翳黄心内障

此眼初患之时，肝脏劳热，还从一眼先患，后乃相牵俱损。初觉即须急疗，先须凭服汤药丸散，将息谨护，即宜针刺诸穴脉，更用金针轻拨之，然后服坠翳散，即效。

歌 曰

可怜白翳更黄心，患者商量惧用针，
来往用针三五拨，不随针落药能沉。
还睛方术须通秘，百日如风卷雾阴。
期约叮咛须向说，试看奇效值千斤。

坠翳散 治白翳黄心内障

石决明 茺蔚子 防风各一两 车前子 甘菊花 人参各三两

上捣，罗为细末，食后，米饮调下一钱。

第十二 黑水凝翳内障一作黑花凝翳内障

此眼初患之时，不痛不痒，微有头旋，眼涩，见花黄黑不定，瞳人微大，翳或青白。宜用金针轻拨之。然后宜服芦荟圆，通明散，立效。

歌　曰

黑翳水结微青色，可怜内障无真容。

阴阳开处虽开裹，始觉风疴在胆中。

须用金针三五拨，药凭芦荟作神功。

期程百日叮咛说，玉兔中秋照远空。

芦荟圆　治黑水凝翳内障

芦荟　甘草炙，各一两　人参　牛胆各半两　柏子仁　细辛各一两　羚羊角蜜炙，二两

上捣，罗为细末，炼蜜为圆，如梧桐子大，空心，茶下十圆。

通明散　治黑水凝翳内障

柏子仁　车前子　桔梗各二两　茺蔚子　黑参　茯苓　人参各一两　防风一两半

上捣，罗为细末，以水一盏，散一钱，煎至五分，去柤，食后温服。

第十三　胎患内障

此眼初患之时，皆因乳母多有吃食乖违，将息失度，爱食湿面五辛，诸毒丹药，积热在腹，从此令胎中患眼，生后五六岁以来，不言不笑，都无盼视，父母始觉，急须服药调理，不宜点诸毒药，烧灸头面，枉害形容。直至年长十五以来，方始辨眼内翳状，如青白色，盖定瞳人，犹辨三光。可令金针拨之。小儿内障，多有不堪疗者，宜仔细看之，方可医疗，宜服护睛圆，即不损眼也。

歌　曰

内障因何及小儿，胎中受热脑脂垂，

初生不觉三年内，流盼还应眼转迟。
四五岁时言近看，瞳人结白始知迷。
若能信受医家语，更读前贤后首诗。

又　曰

小儿内障未容医，将息难为定不宜，
父母解留年十八，金针一拨若云披，
痴心灸烙烧头面，舌舐揩摩黑水亏，
年几得医先损了，不堪针拨只堪悲。

护睛圆　治胎患内障

木香　大黄　黑参各一两　射干　细辛各半两

上捣，罗为细末，炼蜜为圆，如梧桐子大，空心，茶下十圆。

第十四　五风变内障

此眼初患之时，头旋偏痛，亦是脏腑虚劳，肝风为本，或因一眼先患，或因呕吐双暗，毒风入眼，兼脑热相侵，致令眼目失明。初觉即须急疗。宜服除风汤，通明补肾圆，立效。

歌　曰

乌绿青风及黑黄，堪嗟宿世有灾殃，
瞳人颜色如明月，问睹三光不见光。
后有脑脂如结白，真如内障色如霜，
医人不识将针拨，翳落非明目却伤。

除风汤　治五风变内障

羚羊角　车前子各二两　芍药　人参　白茯苓　大黄　黄芩　芒硝各一两

上捣，罗为细末，以水一盏，散一钱，煎至五分，去柤，食后温服。

通明补肾圆 治五风变内障

车前子 石决明 桔梗 芍药各一两 细辛二两 大黄一两 茺蔚子 干地黄各二两

上捣，罗为细末，炼蜜为圆，如梧桐子大，空心，茶下十圆。

秘传眼科龙木论卷之二

第十五　雷头风变内障

此眼初患之时，头面多受热毒，风冲头旋，犹如热病相似，俗称为雷头风。或呕吐，或恶心，卒多冲入眼内，致令失明。还从一眼先患，瞳人或大或小不定，后乃相牵俱损。眼前昏黑，不辨三光。初觉有患，宜服泻肝汤，磁石圆，立效。

歌　曰

俗号雷头热毒风，卒多冲入眼睛中。
瞳人微大或微小，坐对三光黑不红。
脑热流脂来结白，医师不了便针通。
虽然医坠依前暗，自愧庸医枉用功。

泻肝汤　治雷头风变内障

防风　茺蔚子各二两　五味子　细辛　黄芩　桔梗　大黄　芒硝各一两　车前子一两半

上捣，罗为细末，以水一盏，散一钱，煎至五分，去柤，食后温服。

磁石圆　治雷头风变内障

磁石烧赤，醋淬三遍　五味子　牡丹皮　干姜　黑参各一两　附子炮裂去皮脐，半两

上捣，罗为细末，炼蜜为圆，如梧桐子大，食前，茶下十圆。

第十六　惊振内障

此眼初患之时，忽因五脏虚劳受疾，亦因肝气不足，热毒冲入脑中，即或因打筑脑，脑中恶血流下，渐入眼内，后经二三年间，变成白翳，一如内障形状。不宜针拨先患之眼。更一只牵损之眼，却待翳成，依法针之，立效。然后服镇肝圆、还睛散即瘥。

歌曰

忽然撞振不全伤，疼痛微微日子长。
变即脑脂为白色，一如内障睹三光。
不须错误将针拨，却恐为灾不可当。
在后若牵俱损者，医元如法以开张。

镇肝圆　治惊振内障

石决明另研　细辛　干山药　茺蔚子　人参　车前子　柏子仁　茯苓各一两　防风两半

上捣，罗为细末，炼蜜为圆，如梧桐子大。食后，茶下十圆。

还睛散　治惊振内障

人参　车前子　桔梗　茺蔚子　芎藭各一两　防风　细辛各一两半

上捣，罗为细末，以水一盏，散一钱，煎至五分，去柤，食前温服。

第十七　绿风内障

此眼初患之时，头旋，额角偏痛，连眼睑骨及鼻颊骨痛，眼内痛涩见花。或因恶心痛甚欲吐，或因呕逆后，便令一眼先患，然后相牵俱损。目前生花，或红或黑，为肝肺受劳，致令然也。宜服羚羊角饮子、还睛圆。兼针诸穴，眉骨血脉，令住却疾势也。

歌　曰

初患头旋偏头痛，额角相牵是绿风，
眼眶连鼻时时痛，闷涩生花黑白红，
肝脏只因先患左，肺家右眼作先锋，
绩后相牵多总患，缘他脉带气相通。
风劳入肺肝家壅，客热浅流到肾宫。
秘涩大肠犹自可，每觉心烦上筑胸，
必是有时加呕逆，风疾积聚在心中。
羚羊汤药须当服，还睛圆散方成功。
频针眉骨兼诸穴，能令病本减行踪。
忌针督脉多出血，恐因此后转昏朦。
瞳子开张三曜绝，妙药名医更谩逢。

羚羊角饮子　治绿风内障

羚羊角　防风　知母　人参　茯苓　黑参　桔梗各二两　细辛三两　黄芩　车前子各一两

上捣，罗为细末，以水一盏，散一钱，煎至五分，去柤，食后温服。

还睛圆　治绿风内障

芜蔚子　防风各二两　人参　决明子　车前子　芎

劳　细辛各一两

上捣，罗为细末，炼蜜为圆，如梧桐子大，空心，茶下十圆。

第十八　乌风内障

此眼初患之时，不疼不痒，渐渐昏沉，如不患眼相似。先从一眼起，后乃相牵俱损，瞳子端然，不开不大，微小。不睹三光。此是脏气不和，光明倒退。眼带障闭。经三五年内，昏气结成翳，如青白色，不辨人物，针之无效。惟宜服药，补治五脏，令夺病势。宜服决明圆、补肝汤立效。

歌　曰

眼无痛痒头不疼，渐渐昏朦似物瞒。
没翳恰如浑不患，乌风根本更何言。
有花脏腑虚劳事，无即肝家气壅填。
两种既知虚与实，分明用药补和宣。
觉时先服凉药饮，空腹宜吞磁石圆，
食后补肝须早治，瞳人未小即能痊。
阳衰年老还相似，医者搜寻仔细看。
若绝三光永不救，瞳人乾定是为难。

决明圆　治乌风内障

石决明捣细研、水飞过一两　防风　人参　车前子　细辛　茯苓　茺蔚子　干山药　桔梗各二两

上捣，罗为细末，炼蜜和捣三二百杵，为圆，如梧桐子大，食前，茶下十圆。

补肝汤　治乌风内障

白芍药　细辛　桔梗　车前子　人参　茯苓各一两　羌活　防风各二两

上捣，罗为细末，以水一盏，散一钱，煎至五分，去柤，食前温服。

凉胆圆　治乌风障症

龙胆草酒炒　黄连酒炒　防风　柴胡　地肤子　黄芩酒炒　芦荟　黄柏盐水制　荆芥穗各等分

上捣，罗为细末，炼蜜为圆，如梧桐子大，每取一钱，清茶送下。

磁石圆　治眼因患后起早，元气虚弱，目无翳膜，视物昏暗，欲成内障。

磁石烧酒淬七遍，捣碎，细研，水飞过，二两　肉苁蓉酒浸一宿，去皱皮，炙令乾，一两　菟丝子酒浸三日，曝干，别研为末，二两　熟干地黄一两　石斛去根，一两　巴戟一两　五味子半两　补骨脂微炒，一两　木香半两　桂心半两　远志去心，一两　甘草炙微赤，锉，半两

上捣，罗为细末，入研了药令匀，炼蜜和捣三百杵，圆如梧桐子大。每于食前，温酒下三十圆。一方有茯神，无远志、石斛。

第十九　黑风内障

此眼初患之时，头旋，额角偏痛，连眼睑骨及鼻頞骨，时时亦痛。兼眼内痛涩，有黑花来往。还从一眼先患，以后相牵俱损。亦因肾脏虚劳，房室不节。因为黑风内障，不宜针拨，宜服药将息，针治诸穴脉。宜服羚羊角饮子，补肾圆，立效。

歌　曰

黑暗形候绿风同，脏腑推寻别有踪。
黑即肾家来作祸，绿风本是肺相攻。
欲知何药能为疗，也要羚羊瘥病踪。
将息一针除赤眼，涩即轻轻镰睑中。
切忌房劳啼嗔怒，恣意之流切莫从。
瞳子开张三曜绝，名医拱手谩相逢。

羚羊角饮子　治黑风内障

羚羊角　羌活　黑参　细辛　桔梗　黄芩　柴胡各一两　车前子　茺蔚子各一两半　防风一两

上捣，罗为细末，以水一盏，散一钱，煎至五分，去柤，食后温服。

补肾圆　治黑风内障

人参　茯苓　五味子　细辛　肉桂　桔梗各一两　山药　柏子仁各二两半　干地黄一两半

上捣，罗为细末，炼蜜为圆，如梧桐子大，空心。茶下十圆。

第二十　青风内障

此眼初患之时，微有痛涩，头旋脑痛，或眼先见有花，或无花。瞳人不开不大，渐渐昏暗。或因劳倦，渐加昏暗，宜令将息，便须服药，终久结为内障，不宜针拨，皆因五脏虚劳所作，致令然也。宜服羚羊角汤，还睛散，即瘥。

歌　曰

曾无痒痛本原形，一眼先昏后得名，

瞳子端然如不患，青风便是此源因。
初时微有头眩闷，或见花生又不生。
忽因劳倦加昏暗，知尔还应自失惊。
服药更须将息到，莫遣风劳更发萌。
须服羚羊汤与散，还睛坠翳自相应。
头摩膏药频频上，免使双眸失却明。
患者无知远此法，他时还道是前生。

羚羊角汤 治青风内障

羚羊角 人参 黑参 地骨皮 羌活各一两 车前子一两半

上捣，罗为细末，以水一盏，散一钱，煎至五分，去柤，食远服。

还睛散 治青风内障

人参 车前子 地骨皮 茯苓各二两 细辛 防风 芎䓖 羌活各三两

上捣，罗为细末，以水一盏，散一钱，煎至五分，去柤，食后温服。

第二十一 肝虚雀目内障

此眼初患之时，每多痒或涩，发歇，时时暗也。后极重之时，惟黄昏不见，惟视直下之物。宜服洗肝汤、泻肝汤，即瘥。

歌曰

雀目虽轻不可欺，小儿患者作疳医。
大人肝脏虚劳事，更被风来助本基。
花发眼前随自见，不忧后患即无知。

年深自必亡双目，欲观三光后世稀。

洗肝汤 治肝虚雀目内障

大黄 车前子 黑参 黄芩 细辛 茺蔚子各二两

上捣，罗为细末，以水一盏，散半钱，入黑豆三七粒，煎至五分，去渣及黑豆，空心一服，临卧一服。

泻肝汤 治肝虚雀目内障

黄芩 防风 芍药 桔梗 芒硝 大黄各二两

上捣，罗为细末，以水一盏，散半钱，煎至五分，去粗，食前温服。

第二十二 高风雀目内障

此眼初患之时，肝有积热冲上，肾脏虚劳，亦兼患后风冲，肝气不足，致患此疾。与前状不同，见物有别，惟见顶上之物。然后为青盲。宜服补肝散，还睛圆，即瘥。

歌曰

雀目前篇已辨根，此篇何要再三论。
直缘病状同中异，为是高风要别陈。
一种黄昏无所见，若观天象总能分。
多年瞳子如金色，欲识高风只是真。
两目初医何妙药，卓肝入口火燃薪。
风劳更若除根本，永保千秋共万春。

补肝散 治高风雀目内障

人参 茯苓 车前子 川大黄 黄芩各一两 五味子 防风各二两 黑参二两半

上捣，罗为细末，以水一盏，散一钱，煎至五分，去柤，食后温服。

还睛圆 治高风雀目内障

人参 细辛 茯苓 木香 知母 芎䓖各一两 石决明 茺蔚子各二两

上捣，罗为细末，炼蜜为圆，如梧桐子大，空心，茶下十圆。

卓肝散 一名大黄车前子汤 治雀目

大黄煨锉 车前子 黑参 黄芩 细辛去苗叶 茺蔚子各二两

上捣，罗为细末，以水一盏，散一钱半，入黑豆三七粒，煎至五分，去柤，空心，临卧，各一服。

第二十三 肝风目暗内障

此眼初患之时，朦胧昏暗，并无赤痛，内无翳膜，此是肾脏虚劳，肝气不足，眼前多生花，数般形状，或黑或白，或黄或青，如此患者，切忌房室。如夜看细书，亦恐失明也。见一物两形难辨，后亦变为青盲，急宜补治五脏，可得疾退，宜服补肝散、山药圆，立效。

歌 曰

朦胧远视不分明，赤痛全无净黑睛。
下冷肝虚元气乏，眼前花发数般形。
暂时辞却阴阳事，书画裁缝且暂停。
不是医家穿凿说，古来圣者说章程。
有时一物睹为二，心绪多饶妄与惊。
急服车前圆及散，免教久后变青盲。

补肝散 治肝风目暗内障

羚羊角　防风各二两　羌活　车前子　人参　茯苓　细辛　黑参　黄芩各三两半

上捣，罗为细末，食后，米饮调下一钱。

山药圆　治肝风目暗内障

干山药　干地黄　人参　茯苓　防风　泽泻各一两

上捣，罗为细末，炼蜜为圆，如梧桐子大，空心，茶下十圆。

车前子圆　出《圣惠方》一名驻景圆。治眼目昏暗

车前子　菟丝子　决明子　羚羊角　防风各等分

上捣，罗为细末，炼蜜为圆，如梧桐子大，每服十圆，食后，临卧，温水下。

车前子散　治目受风热，昏暗干涩隐痛

车前子　黄连去须，要宣州者，各一两

上捣，罗为细末，每服一钱，食后，温酒调下，临卧再服。

秘传眼科龙木论卷之三

第二十四　肝虚积热外障

此眼初患之时，忽然发肿，赤涩泪出，痒痛摩隐，瞳人黑睛，渐生翳障，或退或聚或散，初时即轻，如经一二年间渐重，致目不明，即冤神鬼祈求，此疾皆因肝家劳热所作，毒风入脑，眼中觉患。切宜服药将息，不得烧灸头面，可服泻肝汤，青葙子圆，及朱砂煎点之，立效。

歌　曰

用力劳神赤痛来，睛蒙怕日泪难开。
有时发动有时退，怨鬼愁神作祸胎。
忽尔翳生还自可，须知肝膈热劳排。
急求汤药先除去，根株莫遣脏中埋。
一眼初时先作患，相牵后眼不相连。
今年发动轻轻过，后岁应多转转危。
圆药青葙须至服，铍镰双睑血灌灌。
眼中宜点朱砂煎，莫灸头中即易为。

泻肝汤　治肝虚积热外障

黑参　大黄　黄芩　知母　芒硝各一两　桔梗二两

上捣，罗为细末，以水一盏，散一钱，煎至五分，去柤，食后温服。

青葙子圆　治肝虚积热外障

青葙子二两　车前子　细辛　干地黄　菟丝子　防风　茺蔚子　五味子　人参　泽泻　茯苓各一两

上捣，罗为细末，炼蜜为圆，如梧桐子大，空心，茶下十圆。

朱砂煎　治肝虚积热外障

龙脑一分　乳香二两　朱砂半两　细辛　白芷　黄连　秦皮各一两

上捣，罗为细末，以水浸一复时，去柤，用汁，以蜜五两煎之，点眼。

第二十五　伤寒热病后患眼外障

此眼初患之时，或因伤寒起早，热病后，脏气未全，六腑余热未尽，体虚易损，过食热物，致令患眼，或见黑花，瞳人开大，发竭不定，赤肿泪出，宜令镰出瘀血。服熊胆圆，生犀角饮子，泻肝汤。切不可点药，恐损睛也。

歌　曰

热病伤寒可后虚，因餐壅热患双胪。
睛疼一目先昏暗，不久相牵左右俱。
红肿必须镰睑内，生犀饮子最能驱。
次服决明圆半剂，免教白晕更相瘀。
未宜点眼缘何事，却恐生疮败黑珠。

瞳子忽然开散大，旧来肝肾有风虚。

神方熊胆和圆服，双目光明却复初。

若是眼前花出现，三年两载始能除。

熊胆圆 治伤寒热病后患眼外障

熊胆一个 石决明 车前子 泽泻 细辛各一两 干地黄 茺蔚子各二两 黄牛胆一个

上捣，罗为细末，炼蜜为圆，如梧桐子大，空心，茶下十圆。

生犀角饮子 治伤寒热病后患眼外障

生犀角 桔梗各二两 羚羊角 人参 茯苓 黄芩 知母 防风各一两

上捣，罗为细末，以水一盏，散一钱，煎至五分，去柤，食后温服。

泻肝汤 治伤寒热病后患眼外障

石决明 川大黄 桔梗 车前子 芒硝各一两 羚羊角 防风各两半

上捣，罗为细末，以水一盏，散一钱，煎至五分，去柤，食后温服。

第二十六 混睛外障

此眼初患之时，先疼后痒，碜涩泪出，怕日羞明，白睛先赤，发歇无定，渐渐眼内赤脉纵横遮睛，犹如隔纱看物，难以辨明。此是毒风在肝脏，积血在睑眦之间，致使然也。初患时莫熨烙，宜令镰洗钩割，除去根本。然后宜服凉肝散，点七宝膏，服退翳圆，立效。

歌　曰

白睛先赤作根基，痛痒风吹出泪眵。
碜涩难开旬日内，发无定准有疗时。
年深渐变睛为碧，满目凝脂始觉之。
赤脉如丝横与竖，混睛外障莫狐疑。
毒风赤血成其晕，如此谁言可易医。
冷涩药中须得妙，点摩翳膜尽为期。
频镰双睑同篦烙，风热平时即住施。
汤药稍和年岁服，要除根本莫嫌迟。

凉肝散　治混睛外障

川大黄　桔梗各半两　黄芩　羚羊角　黑参　人参　茯苓各一两

上捣，罗为细末，以水一盏，散一钱，煎至五分，去柤，食后温服。

七宝膏　治混睛外障

珍珠　水晶　贝齿各一两　琥珀　石决明各三两　空青　玛脑　龙脑各半两

上捣，罗为细末，研令极细匀，水五升，石器内煎至一升去柤，煎至一盏，入蜜半两煎和为膏，每至夜时点，早晨不得点。

退翳圆　治混睛外障

白芷　细辛　五味子　枳壳去瓤麸炒，各一两　牡蛎　茺蔚子各二两

上捣，罗为细末，炼蜜为圆，如梧桐子大，空心，米饮汤下十圆。

第二十七　胬肉侵睛外障

此眼初患之时，或痒或痛，赤烂多年，肺脏风壅。发无定准，渐生肉翳侵睛，遮满瞳人。此状宜令钩割熨烙，然后服除风汤，点七宝膏立效。

歌　曰

胬肉根基有两般，便须分明见根源。

或因赤烂多年后，肺脏风冲亦使然。

或痒或痛无定准，一条根脉渐侵瞒。

初生浮小钩除易，覆盖瞳人即稍难。

去热去风先服药，终须割烙即长安。

残余服药徒能效，七宝销磨当自痊。

除风汤　治胬肉侵睛外障

防风　黄芪　茺蔚子各二两　桔梗　五味子　细辛　大黄各一两

上捣，罗为细末，以水一盏，散五钱，煎至五分，去柤，食后温服。

七宝膏　治胬肉侵睛外障

珍珠末　龙脑　熊胆各一分　石决明　琥珀各三分　水晶　龙齿各半两

上捣碎，罗为细末，研令极匀，水五升，石器内煎至一升，去柤，煎至一盏。入蜜半两和为膏。每至夜卧后点之，早晨不可点。

第二十八　两睑粘睛外障

此眼初患之时，或痒或痛，多年风赤，睑中有疮，因热在肺膈，脾胃风壅，致令两睑相粘，即宜钩割熨烙，服排风散，乌犀圆，立效。

歌曰

两睑粘睛何所论，多年风赤是其因。
睛疼睑涩皮肉炼，疮可相粘似有筋。
割烙直须多出血，铜篦烧赤烙玄门。
治风圆散须频服，年岁中间自去根。

排风散 治两睑粘睛外障，兼胬肉

天麻 桔梗 防风各三两 乌蛇 五味子 细辛 芍药 干蝎各二两

上捣，罗为细末，空心，食后，米饮汤调下一钱。

乌犀圆 治两睑粘睛外障，兼胬肉

乌犀 茯苓 芍药 细辛 黑参 人参各一两 干山药 羌活各二两

上捣，罗为细末，炼蜜为圆，如梧桐子大，空心茶下十圆。

第二十九 膜入水轮外障

此眼初患之时，肝脏积热，虚劳年多，发歇有时，睛上有疮疴，后更生障翳，渐入水轮，因大肠壅滞，致使然也。宜服退热饮子。钩割熨烙镰洗。兼服补虚镇心圆，即瘥。

歌曰

黑上生疮疴后痕，续生胬肉渐相侵。
时多常覆过痕了，因此名侵入水轮。
虽即三光微可睹，乌珠底下必氤氲。

庸医孟浪强钩割，遂使双眸转更昏。

退热饮子 治膜入水轮外障

防风 黄芩 茺蔚子 桔梗各二两 大黄 黑参 五味子 细辛各一两

上捣，罗为细末，以水一盏，散一钱，煎至五分，去柤，食后服之。

补虚镇心圆 一作镇心圆，治膜入水轮外障

石决明 人参 白茯苓 大黄各一两 远志 细辛 干山药 防风各二两

上捣，罗为细末，炼蜜为圆，如梧桐子大，空心茶下十圆。

第三十 钉翳根深外障

此眼初患之时，眼中疼痛，作时赤涩，泪出，怕日。治疗失时，致令睛上有翳如银钉头子相似。此眼不宜钩割熨烙。难得全效，宜令服药，此是热毒积于肝心，致使然也。宜服除热饮子、镇心圆，即瘥。

歌曰

滞留邪热在肝心，疼痛生疮那可任。
热毒既深开得后，银钉翳入黑睛深。
万药虽然磨不尽，能除发歇解愁襟。
若乖忌省无坚固，恐怕瘢痕转更侵。

除热饮子 治钉翳根深外障

黄芩 黑参 桔梗 知母 芒硝各二两 防风 大黄 茺蔚子各一两

上捣，罗为细末，以水一盏，散一钱，煎至五分，

去柤，每日空心，食后温服。

镇心圆　治钉翳根深外障

远志　人参　茯苓　柏子仁　细辛各二两　干山药　茺蔚子　车前子各一两

上捣，罗为细末，炼蜜为圆，如梧桐子大，空心，茶下十圆。

第三十一　黑翳如珠外障

此眼初患之时，忽然疼痛难忍，泪出不止，有翳如黑珠子在黑眼上。如是大人患者，肝肾俱劳，毒风入眼，如此疾状，不宜针灸触发，即宜取补肾圆。如小儿患者，即是实热急疳，宜服羚羊角饮子，即瘥。

歌　曰

黑翳珠排黑水间，医工会者始知难。
如神药点翻为极，服用汤圆即得安。
不用强看将手擘，恐因手重出青涎。
庸医批拨并烧灸，要见三光路更难。

补肾圆　治黑翳如珠外障

人参　茯苓　五味子　细辛　肉桂　桔梗各一两　干山药　柏子仁各二两半　干地黄一两半

上捣，罗为细末，炼蜜为圆，如梧桐子大，空心，茶下十圆。

羚羊角饮子　治黑翳如珠外障

羚羊角　五味子　细辛　大黄　知母　芒硝各一两　防风二两

上捣，罗为细末，以水一盏，散一钱，煎至一分，去柤，食后温服。

第三十二　花翳白陷外障

此眼初患之时，发竭忽然，疼痛泪出，黑睛立时遽生白翳如珠，与枣花白陷，铺砌鱼鳞相似。此为肝肺积热壅实，上冲入脑，致生此疾。切宜服药治疗，不得失时，恐损眼也。宜用摩顶膏摩于顶上，然后服知母饮子、兼服山药圆，立瘥。

歌　曰

忽生白翳簇瞳人，点点如花陷砌鳞。
肝肺伏藏多壅实，上冲入脑病为根。
膏摩顶上除风热，汤饮除肝服要频。
酒面休餐诸毒物，莫因小事发贪嗔。

摩顶膏　治花翳白陷外障

子鹅脂　牛酥　木香各一两　盐花一两半　朱砂龙脑各一分

上捣，研罗为细末，令和成膏，每日两度摩之顶上，立效。

知母饮子　治花翳白陷外障

知母　茺蔚子各一两　防风　细辛　桔梗　大黄茯苓　芒硝各一两半

上捣，罗为细末，以水一盏，散一钱，煎至五分，去柤，食后温服。

山药圆　治花白陷外障

干山药二两　人参　茯苓　五味子　细辛各一两干地黄　防风各一两半

上捣，罗为细末，炼蜜为圆，如梧桐子大，空心，茶下十圆。

第三十三　冰瑕深翳外障

此眼初患之时，或痒或疼，发歇不定，作时，赤涩泪出，眵漫，致令黑睛上膜横立似青瑕，多少不定，久后为患，全损眼目，此疾不可挑拨，莫去钩割，宜服茺蔚子散，人参汤，点退翳清凉散，立瘥。

歌　曰

黑睛横竖点青瑕，似翳沈沈少与多。
医者细看如此状，根深入黑莫挑摩。
老忧久后添为患，除热除风药最嘉。
出入不防须谨慎，志心医疗别无他。

茺蔚子散　治冰瑕翳深外障

茺蔚子　防风各二两　黑参　细辛　大黄　枳壳　知母　芒硝各一两　芍药一两半

上捣，罗为细末，以水一盏，散一钱，煎至五分，去柤，食后温服。

人参汤　治冰瑕翳深外障

人参　茯苓　五味子　桔梗　大黄　黑参　车前子各一两　黄芩　知母各两半

上捣，罗为细末，以水一盏，散一钱，煎至五分，去柤，食后温服。

清凉散　治冰瑕翳深外障

马牙硝　白矾　曾青各一两半　龙脑　青黛各一分

上捣，罗为细末，研令匀细为妙，每至临卧时，用散干点半字在眼内。

第三十四　玉翳浮满外障

此眼初患之时，或时疼痛，皆是毒风上冲入脑，积热在于肝膈之间，致令眼内有翳，如玉色相似，遮满瞳人。如此疾状，不宜针割熨烙，只宜服退翳散，立效。

歌　曰

黑上浮云如玉色，还因疮疴后留痕。
枉施磨翳膏和散，拱手神医无妙门。
服药去风兼治热，还睛圆散是其因。
烧香供养龙树主，觅取来生清净根。

退翳散　治玉翳浮满外障

石决明　大黄　细辛　黄芩　车前子各一两　防风　芍药一两半

罗为细末，以水一盏，散一钱，煎至五分，去柤，食后温服。

第三十五　因他患后生翳外障

此眼初患之时，或即赤烂，渐生翳膜侵睛，盖定瞳人，即无所见，医者细看翳心，若不赤黄，犹见光明，宜令钩割烙，后点烂翳散，服细辛散。

歌　曰

眼因他患后，渐渐失光明。
初觉微生膜，经年翳厚成。
遍通睛上白，日久赤黄生。
火烧铜箸烙，用意手轻轻。

稍觉凝脂烂，用意却除平。

初时如少痛，不用此求征。

烂翳散 治因他患后生翳外障

朱砂 石决明 珍珠末各半两 曾青 硇砂 龙脑各一分

上捣，罗为细末，研令匀细为妙，每至临卧时，用散少许干点眼内，立效。

细辛散 治因他患后生翳外障

细辛 茺蔚子各二两 黑参 黄芩 桔梗 大黄各一两 车前子一两半

上捣，罗为细末，以水一盏，散一钱，煎至五分，去柤，食后温服。

秘传眼科龙木论卷之四

第三十六　逆顺生翳外障

此眼初患之时，皆因五脏虚劳，风热冲入肝膈之间，渐渐生翳，或从上生向下，或从下生向上，名曰逆顺障，先用钩割熨烙，点膜，去除晕膜，然后宜服补劳人参圆，知母饮子，立效。

歌　曰

此眼眸有翳，逆顺要须知。
向上生为逆，名翳效亦迟。
消停经日月，汤药至还离，
熨烙并钩割，涂磨散却伊，
向下生名顺，治法亦如之。
效速非同逆，忌省即依依。

补劳人参圆　治逆顺生翳外障

人参　茯苓　桔梗　干地黄　防风　木香　桂心　干山药　细辛各一两

上捣，罗为细末，炼蜜为圆，如梧桐子大，空心，茶下十圆。

知母饮子 治逆顺生翳外障

知母 茺蔚子 车前子各二两 黄芩 桔梗 大黄 五味子各一两

上捣，罗为细末，以水一盏，散一钱，煎至五分，去柤，食后温服。

第三十七 鸡冠蚬肉外障

此眼初患之时，皆因脾胃积热，肝脏受风，渐渐入眼，致生翳膜，如鸡冠蚬肉，其肉或青或赤，此疾宜令钩割镰洗熨烙，然后宜服抽风汤，除热茺蔚子圆，即瘥。

歌曰

眼中生翳似鸡冠，疗者应须翻开看。
蚬肉或青或赤黑，不嫌割烙始能痊。
要除风热凭汤散，须用曾青点病源。
若言根本未痊愈，志心多服决明圆。

抽风汤 治鸡冠蚬肉外障

防风二两 大黄 细辛 桔梗各一两 黑参 黄芩 芒硝 车前子各一两半

上捣，罗为细末，以水一盏，散一钱，煎至五分，去柤，食后温服。

茺蔚子圆 治鸡冠蚬肉外障

茺蔚子 人参 干山药各二两 白茯苓 石决明 大黄 黑参 黄芩各一两 干地黄一两半

上捣，罗为细末，炼蜜为圆，如梧桐子大，空心，茶下十圆。

第三十八　睑生风粟外障

此眼初患之时，皆因肺脏壅毒，大肠积热，肝家有风，致令眼睑皮肉上下，有肉如粟粒相似，或赤或白，唯多泪出涩痛，如米隐睛一般，积久年深，翳膜昏暗，渐渐加重。此眼切宜三五度镰洗出血，去除根本即瘥，然后服除风汤，退热饮子。

歌　曰

涩痛多泪出，真如米隐睛，

翻看上下睑，粟子只频生，

赤白非言定，针挑更似冰。

直须瘀血尽，凉药必能征。

除风汤　治睑生风粟外障

防风二两　犀角　大黄　知母　黄芩　黑参各一两　桔梗　羚羊角各一两半

上捣，罗为细末，以水一盏，散一钱，煎至五分，去柤，空心温服。

退热饮子　治睑生风粟外障

茺蔚子　知母　大黄　茯苓　五味子　人参　芒硝各一两　车前子一两半

上捣，罗为细末，以水一盏，散一钱，煎至五分，去柤，温服。

第三十九　胞肉胶凝外障

此眼初患之时，皆因脾胃积热，脑内风冲入眼，胞睑有肉，初时小如麻米，年多渐长大如桃李之状，摩隐瞳人为翳，里边宜令针出血，然后镰洗去瘀，再后服细辛汤，点磨翳散即效。

歌　曰

眼胞皮肉夹胶凝，渐长如同桃李形。
针破里边脓出后，还须服药断来根。
或因此患加风热，泪出应当有翳生。
铍割理如风毒眼，尽磨退散自相应。

细辛汤　治胞肉胶凝外障

细辛　人参　白茯苓　车前子　五味子　黑参　防风　地骨皮各一两半

上捣，罗为细末，以水一盏，散一钱，煎到五分，去柤，食后温服。

磨翳散　治胞肉胶凝外障

龙脑　曾青　水晶各一两　珍珠末　琥珀各一分

上捣，罗为末令细，至夜后，点散眼内，立效。

第四十　漏睛脓出外障

此眼初患之时，微有头旋昏闷，四肢如劳，五脏多积，风气壅毒，致令疮出于眼中，或流清涎，皆是脑热所作，虽然不痛，却渐加昏暗，切宜补治，服治风黄芪汤，即瘥。

歌　曰

眼目缘何患漏睛，热和风在睑中停。
眦头结聚为脓汁，或流涎水色粘青。
虽然不痛兼无翳，渐攻疮大岂心宁。
黄芪象胆圆和散，眼安芦荟作膏蒸。

若也因缘经岁月，乌珠坠落始心惊。

治风黄芪汤 治漏睛脓出外障

黄芪一两半 防风 远志 地骨皮 人参 茯苓 大黄各一两 知母二两

上捣，罗为细末，以水一盏，散一钱，煎至五分，去柤，食后温服。

黄芪散 治眼漏脓不止

黄芪剉 防风去头芦 黄芩 川大黄剉碎，微炒，各二两 地骨皮 远志去心 人参去头芦 赤茯苓 漏芦各一两

上为粗散，每服三钱，以水一中盏，煎至六分，去柤，食后温服，临卧再服，忌炙油腻，毒滑鱼肉。

象胆圆

象胆半两 鲤鱼胆七枚 熊胆一分半 牛胆半两 麝香一分 石决明末一两

米糊为圆绿豆大，每茶下十圆。

第四十一 蟹睛疼痛外障

此眼初患之时，忽然疼痛，坐卧不得，赤涩泪出，怕日羞明。此证皆是肝脏伏热，膈中胆气不足，致令瞳人突出，如黑珠子，又如桃李相似，此是蟹睛眼也，急宜服药，不可针灸钩割熨烙，恐损眼也，宜服泻肝汤，补胆圆，镇肾决明圆，立瘥。

歌　曰

忽然豆粒出乌珠，蟹眼因兹作号呼。
此状必因疼痛极，便名损翳最难除。

钩割针镰皆莫用，点诸痛药败须臾。

只宜凉药兼宜补，决明圆散大相宜，

肝中瘀热退消散，针灸涂摩总不须。

泻肝汤 治蟹睛疼痛外障

黑参 地骨皮 车前子 芒硝各一两 大黄 知母各两半 茺蔚子二两

上捣，罗为细末，以水一盏，散一钱，煎至五分，去柤，空心温服。

补胆圆 治蟹睛疼痛外障

防风 细辛各一两半 黄芩 远志 人参 茯苓 桔梗 芍药各一两

上捣，罗为细末，炼蜜为圆，如梧桐子大，空心，茶下十圆。

镇肾决明圆 治蟹睛疼痛外障

石决明 菟丝子 五味子各一两 细辛 干山药 干地黄 知母各一两半

上捣，罗为细末，炼蜜为圆，如梧桐子大，空心，茶下十圆。

第四十二 突起睛高外障

此眼初患之时，皆因疼痛发竭非时，盖是五脏毒风所致，令睛突出。此疾不宜针灸钩割，只宜服退热桔梗饮子，还睛圆。若要平稳，用针针破，流出青汁，即得平复。

歌 曰

忽然疼痛便睛高，毒风五脏热相遭。

先饮桔梗泄肝后，又吞圆散渐须明。

若要终归平稳计，针出青涎莫要挑。

仍突更针三五度，睛轮平复似元朝。

退热桔梗饮子 一名桔梗汤 治突起睛高外障

桔梗 茺蔚子各二两 大黄 黑参 芍药 防风 黄芪 芒硝各一两

上捣，罗为细末，以水一盏，散一钱，煎至五分，去柤，食后温服。

还睛圆 治突起睛高外障

远志 茺蔚子各二两 防风 人参 干山药 五味子 茯苓 细辛各一两 车前子一两半

上捣，罗为细末，炼蜜为圆，如梧桐子大，空心，茶下十圆。

第四十三 风牵㖞偏外障

此眼初患之时，皆因肾脏虚劳，房事不节，脾胃壅毒，夜卧多涎，肝气不足，致使不觉中风，口眼㖞斜，眼中赤痒，时时颞颥牵动，宜令火针出泪，又针睛明穴，若有胬肉，即依法钩割熨烙，若无胬肉，不宜钩割，只服羚羊角饮子，用摩风膏摩之，立效。

歌 曰

偏风牵动口斜㖞，泪出还应不奈何。

汤饮去除风毒了，摩风膏药且摩涂。

若无胬肉休钩割，有即应当用亦佳。

承泣睛明阿是穴，风牵睑动即针他。

羚羊角饮子 治风牵㖞偏外障

羚羊角　知母　人参　五味子　赤茯苓各一两　黄芪　防风　茺蔚子各一两半

上捣，罗为细末，以水一盏，散一钱，煎至五分，去柤，食后温服。

摩风膏　治风牵㖞偏外障

木香　当归　白芷　黑附子　细辛　藁本　防风　骨碎补各一两　乌头　芍药　肉桂各一两半　猪脂半斤　牛酥　鹅脂各四两

上捣，罗为细末，以麻油半斤，浸药末一宿一日，然后以文武火煎为度，涂摩之。

第四十四　倒睫拳毛外障

此眼初患之时，皆因肝家受热，膈内风虚，眵多泪出，或痒或疼，乍好乍恶，以手揩摩，致令睫毛倒拳，刺隐瞳人磣涩，睛上白膜遮满，急宜镰洗出血熨烙，切恐眼皮渐小急，开合稍难。然后宜服细辛散，补肾圆，立效。

歌　曰

若因风赤泪涓涓，翳膜既生碧渐瞒。
乍好乍恶多年后，眼皮急小欲开难。
倒睫拳挛如刺磣，磨隐瞳人岂可安。
翳者去毛根永断，太阳针血最为先。
汤药入除风与热，铍镰数数点朱煎。

细辛散　治倒睫拳毛外障

细辛　防风　知母　茺蔚子各二两　黑参　桔梗　大黄　羚羊角各一两

上捣，罗为细末，以水一盏，散一钱，煎至五分，去柤，食后温服。

补肾圆 治倒睫拳毛外障

五味子 人参 泽泻 干山药 车前子 茯苓 细辛 黄芩各一两 干地黄三两

上捣，罗为细末，炼蜜为圆，如梧桐子大，每服十圆，空心，茶清下。

点眼朱砂煎 治内障，针开后，眼经年热涩痛，及治一切眼障晕。

朱砂细研一分，琥珀细研一分，黄柏生一分，黄连末一分，蕤仁汤浸去赤皮，细研一分 黄丹一钱 马牙硝研细半两

上件药同研如粉，后用白蜜三两，并滤去渣，入诸药，更研令匀，入一竹筒内盛，重汤煮之半日，著柳枝子，时时搅之，候色如紫，以棉再滤过，每日三四度，以铜箸取少许点之。

第四十五 风牵睑出外障

此眼初患之时，乍好乍恶，发歇无时，泪流不止，益因胃气受风，肝膈积热，壅毒在睑眦之间，致使睑皮翻出，切宜镰洗，散去瘀血，熨烙三五度，然后服黄芪汤。煎摩风膏摩之。睑涂白敛膏，即瘥。

歌 曰

一般风热如双眸，此眼缘何患异殊。
脾脏毒风翻出睑，肾因传送如乌珠。
若是睑翻还易疗，毒风入黑即难除。

铜篦轻熨摩风药，白敛为膏睑内涂。

黄芪汤 治风牵睑出外障

黄芪 茺蔚子各二两 防风一两半 地骨皮 茯苓 大黄 人参 黄芩各一两 甘草半两

上捣，罗为细末，以水一盏，散一钱，煎至五分，去柤，食后温服。

摩风膏 治风牵睑出外障

黄芪 细辛 当归 杏仁各一两 白芷一两半 防风 松脂 黄蜡各一两 小麻油四两

上捣，罗为细末，煎成膏涂之。

白敛膏 治风牵睑出外障

白敛 白及 白芷各一两 突厥子一两半

上捣，罗为细末，用牛酥五两煎为膏，早晨涂在眼睑内，夜半涂亦得。

第四十六 神祟疼痛外障

此眼初患之时，旧无根基，忽然发动，疼痛如锥刺，睑皮亦如火炙，此疾不可忍，且祝神祟，然后服药补治五脏，不得钩割熨烙针灸，不尔，恐生翳障。宜服羚羊角饮子，点秦皮煎，立效。

歌 曰

旧没根基忽患生，疼痛如针刺不安。
或如火炙来相近，求他神祟不虚言。
痛定还须汤药治，莫教风热更留连。
不须熨烙并烧灸，点法秦皮作散煎。

羚羊角饮子 治神祟疼痛外障

羚羊角二两　人参　茯苓　大黄　天门冬　黑参　黄芩　车前子各一两

上捣，罗为细末，以水一盏，散一钱，煎至五分，去柤，食后温服。

秦皮煎

秦皮　黄芪　木香　黄连　黑参各一两

上捣，罗为细末，以水一盏，浸药三宿，去柤，入蜜四两，煎成膏用之。

第四十七　旋螺尖起外障

此眼初患之时，忽然疼痛，作时，由积热壅毒，留在肝间，切宜补治，恐损眼也。宜服搜风汤，泻肝饮子，宣肠立效。

歌　曰

眼前生障翳，尖起似旋螺。
治望难依旧，根深更奈何。
时时疼痛发，风来未消磨。
汤药动为服，宣通肝脏多。
治求圆散解，痛定即从他。
是疗不相应，眼高或陷注。

又歌曰《普济方》

眼前生翳障成尖，起似旋螺挈治难。
依旧根深将何奈，时时疼痛发风颠。
消磨汤饮勤为服，脏肺宣搜疴不还。
圆散解毒由他用，不相应药定无缘。

搜风汤　治旋螺尖起外障

防风　五味子　大黄　天门冬　桔梗各一两　芍药　细辛各一两半　茺蔚子二两

上捣，罗为细末，以水一盏，散一钱，煎至无分，去柤，食后温服。

泻肝饮子　治旋螺尖起外障

大黄　细辛　芒硝　车前子　黄芩　桔梗　柴胡　知母各一两

上捣，罗为细末，以水一盏，散一钱，煎至五分，去柤，食后温服。

第四十八　鹘眼凝睛外障

此眼初患之时，忽然痒痛泪出，五轮胀起皆硬，难以回转，不辨人物。此疾皆因五脏热壅，冲上脑中，风热入眼，所使然也，切宜针引血脉，以摩风膏摩之，服泻肝汤，抽风散，立效。

歌　曰

五轮目硬难回转，鹘眼凝睛是本形。
欲识根源何处起，脑中风热脏中蒸。
先将针引开风壅，药压涂摩血脉行。
目损只宜从外泄，除嗔戒行即平平。

摩风膏　治鹘眼凝睛外障

黄芪　细辛　当归　杏仁各一两　防风　松脂　黄蜡各二两　白芷一两半　小麻油四两半

上捣，罗为细末，煎成膏涂之。

泻肝汤　治鹘眼凝睛外障

防风　大黄　茺蔚子　黄芩　黑参　桔梗　芒硝各

一两

上捣，罗为细末，以水一盏，散一钱，煎至五分，去柤，食后温服。

抽风散　治鹘眼凝睛外障

石决明　白茯苓　车前子　五味子　人参　细辛　知母各一两半

上捣，罗为细末，食后米饮汤调下一钱七分。

第四十九　辘轳转关外障

此眼初患之时，皆因膈中壅毒，肝脏热极，风毒入脑，致令眼带吊起，睛瞳难以回转，不辨人物。有在胎中患者，乃不可治也。若初患之时，急须治疗，宜服天门冬饮子，泻肝散。

歌　曰

上睑藏中下睑藏，还因不肯定中央。
转关恰似辘轳转，圣者留言难改张。
病即难虽云翳不得，徒教学者认行彰。
堪嗟永处幽冥地，不识青黄坐久长。

天门冬饮子　治辘轳转关外障

天门冬　茺蔚子　知母各二两　防风　五味子各一两　人参　羌活　茯苓各一两半

上捣，罗为细末，以水一盏，散一钱，煎至五分，去柤，食后温服。

泻肝散　治轳辘转关外障，兼治血灌瞳人，昏涩疼痛

天门冬　大黄　黄芩　细辛　芒硝各一两　黑参

桔梗各一两半

上捣，罗为细末，以水一盏，散一钱，煎至五分，去相，食后温服。

第五十　偶被物撞破外障

此眼初患之时，忽然被物误有打撞，眼胞青，珠疼痛，恶肿难开，宜令镰洗出血后，以烂捣地黄绵裹封眼，然后宜服除风散，压热饮子。

歌　曰

非理因遭撞破伤，不任疼痛堪荒张。
瞳人被振全昏浊，恶血仍流在眼眶。
欲疗只须镰睑血，地黄绵裹密封藏。
除风压热凉汤饮，免使他风作祸殃。

除风散　治偶被物撞破外障

防风二两　车前子　藁本　细辛　芎䓖　五味子　桔梗各一两半

上捣，罗为细末，用陈米饮汤，空心调下一钱七分。

压热饮子　治偶被物撞破外障

犀角　大黄　知母　人参　白茯苓　黄芩　黑参各一两　麦门冬一两半　甘草半两

上捣，罗为细末，以水一盏，散一钱，煎至五分，去相，食后温服。

秘传眼科龙木论卷之五

第五十一　撞刺生翳外障

此眼初患之时，因被物撞刺着，若治疗不尽，有余痕积血在睑眦之中，致使生翳。如此病状，不宜钩割熨烙，切须将息，大忌淫欲嗔怒，宜服人参汤，退热茺蔚子散。

歌　　曰

若有撞刺翳生根，治疗不尽有余痕。
待他疼定徒磨治，劝君将息忌淫嗔。
觉热便须将药压，莫使增加风热侵。
若然此翳钩除得，知君不是解医人。

人参汤　治撞刺生翳外障

人参二两　茯苓　黄芩　五味子　黑参　羌活　细辛各一两　车前子一两半

上捣，罗为细末，以水一盏，散一钱，煎至五分，去柤，食后温服。

退热茺蔚子散　治撞刺生翳外障

茺蔚子二两　防风　芎䓖　桔梗　人参　知母各一

两　藁本半钱　白芷三分

上捣，罗为细末，每日米饮汤调下一钱。

第五十二　血灌瞳人外障

此眼初患之时，忽被物误刺着，针或灸之失度，致令一眼先患，后乃相牵俱损，盖为疼痛难忍，卧时好眼安着枕上，便流毒血在好眼中，以致俱损也，先宜服止疼没药散，后服坠血明目圆，点婆娑石散，立效。

歌　曰

眼因射刺五轮亏，疼痛眶中若受锥。
好眼卧时安着枕，便流恶血隔光辉。
可怜清净无瑕翳，沉没明珠甚可危。
须用婆娑为点药，却教恶血本乡归。

止疼没药散　治血灌瞳人外障

没药二两　麒麟竭一两　大黄一两半　芒硝一两半

上捣，罗为细末，食后，热茶调下一钱。

坠血明目圆　治血灌瞳人外障

石决明　芎䓖　知母　干山药　五味子各一两　细辛　人参各一两半

上捣，罗为细末，炼蜜为圆，如梧桐子大，空心，茶下十圆。

婆娑石散　治血灌瞳人外障

婆娑石少许　曾青半两　龙脑　石胆各一分

上捣，罗为细末，早晨夜后，点眼立效。

第五十三　眯目飞尘外障

此眼初患之时，皆因风吹尘物入眼，贴在睑皮，粘在睛上，疼痛隐涩难开，不辨人物，欲治之时，须翻眼皮，用绵裹针，拨出眯物，切宜服药将息忌口，若有翳膜生上，急服退翳车前散，补肝圆。

歌　曰

眯目诸般物，飞扬并溅来。
贴睛粘定后，疼痛隐难开。
绵裹针撩出，寻清自畅怀。
因兹生翳膜，好药却能回。

车前散　治眯目飞尘外障

车前子　五味子　芍药各一两半　细辛　白茯苓　人参　大黄　桔梗各一两

上捣，罗为细末，以水一盏，散一钱，煎至五分，去柤，食后温服。

补肝圆　治眯目飞尘外障

泽泻　菖蒲各一两半　人参　茯苓　干山药　远志　防风　知母　干地黄各二两

上捣，罗为细末，炼蜜为圆，如梧桐子大，空心，茶下十圆。

第五十四　天行后赤眼外障

此眼初患之时，忽然赤肿，疼痛泪出，若有患者，或轻或重，还从一眼先患，后乃相牵俱损。切宜镰洗去瘀血，后宜服泻肝散，用洗眼汤，点龙脑煎，即效。

歌曰

忽然赤疼肿相并，天行赤眼是为名。
厉时热气相传染，体性随人有重轻。
泻肝汤饮应须服，睑中镰血更星星。
秦皮汤洗吞圆药，不瘥经年玉翳生。
忌毒也须将息治，不须钩烙恐伤睛。
若将痛药强为点，损败神光实可惊。
医疗之门何最稳，多餐凉药得平平。
些些翳膜得消散，善散服之自见征。

泻肝散 治天行后赤眼外障

知母　黄芩　桔梗各一两半　大黄　黑参　羌活　细辛　茺蔚子各一两

上捣，罗为细末，以水一盏，散一钱，煎至五分，去柤，食后温服。

洗眼汤 治天行后赤眼外障

秦皮　甘草　细辛　黄芩各一两　防风一两半

上捣，罗为细末，以水三盏，散三钱，煎至一盏半，热洗，一日两度用之，立效。

龙脑煎 治天行后赤眼外障

龙脑一分　秦皮　防风　细辛　甘草　宣黄连各一两半

上捣，罗为细末，以水一大碗，浸药末三日三夜，用银铫子煎至七分，以束绵滤去渣，又入蜜四两，煎至五七沸，入磁瓶子内盛，勿令泄气，每用点眼，立效。

第五十五　暴赤眼后急生翳外障

此眼初患之时，忽然白睛赤肿泪出，或痒或痛，皆是肝心壅毒在胸膈之间，更相击发，藏气上冲，致使如此，切宜镰洗出血，后饮芦根饮子，镇肝圆，立效。

歌　曰

忽然暴患白睛红，轻者无妨重者疼。

定是肝心二脏热，更须击发使相攻。

芦根饮子须通泄，莫遣他时更复踪。

圆散镇肝吞半剂，如斯治疗有神功。

芦根饮子　治暴赤眼后急生翳外障

芦根　大黄　防风　黄芪　芒硝各一两　黄芩　黑参各一两半

上捣，罗为细末，以水一盏，散一钱，煎至五分，去柤，食后温服。

镇肝圆　治暴赤眼后急生翳外障

羌活　石决明各二两　藁本一两半　干山药　细辛　五味子　茯苓　车前子　人参各一两

上捣，罗为细末，炼蜜为圆，如梧桐子大，空心，茶下十圆。

第五十六　胎风赤烂外障

此眼初患之时，皆因生后，乳母多食湿热面酒醋壅毒之物，致令小儿双目尽赤，眵掩四眦赤烂，号曰胎风，后长十五岁以来不差，切宜镰洗出血，服黄芪饮子，点蕤仁膏，即瘥。

歌　曰

襁褓双眸眦尽红，医人欲识号胎风。

婴儿乳母吞诸热，潜入初干五脏中。

痒发手揉难禁制，外风因便得侵冲。

良医先用黄芪饮，次用蕤仁眶内攻。

服药临时随冷热，铍镰瘀血断根踪。

不然久后为何状，倒睫拳毛一世中。

黄芪饮子　治胎风赤烂外障

黄芪三两　车前子　细辛　黄芩　五味子各一两　防风一两半

上捣，罗为细末，以水一盏，散一钱，煎至五分，去柤，食后温服。

蕤仁膏　治胎风赤烂外障

蕤仁去皮，研，半两　石胆研，一钱　腻粉半钱　黄蜡半两　小麻油少许。

上捣，研，令细如粉为妙，后入油蜡于磁碗内，慢火熬成膏，点眼。

第五十七　风赤疮痍外障

此眼初患之时，或即痒痛，作时发竭不定，或出多泪，遂令睑内疮出，四眦如朱砂色相似，然后渐生膜翳，障闭瞳人。盖是脾脏毒风，积热膈中，致令眼病，不宜点药，灸着头面，恐伤眼也。宜服泄脾汤，坠膈圆，立效。

歌　曰

风赤生于脾脏家，疮痍两睑似朱砂。

乌珠洁净未为事，两年还有翳来遮。

轻翳点除权得瘥，服饵钩镰知者夸。

净洁脾脏散蒸郁，光华还复讵有瑕。

若把灸烧来退却，欲除根本路程赊。

泻脾汤 治风赤疮痍外障

人参 黄芩 茯苓 大黄 桔梗 芒硝各一两 茺蔚子二两 黑参一两半

上捣，罗为细末，以水一盏，散一钱，煎至五分，去柤，食后温服。

坠膈圆 治风赤疮痍外障

五味子 干山药 知母 泽泻 车前子 石决明各一两 防风一两半

上捣，罗为细末，炼蜜为圆，如梧桐子大，空心，茶下十圆。

第五十八 冲风泪出外障

此眼初患之时，盖因毒风入眼，遂乃泪出，拭却还生，冬月即多，夏月即少，后至三五年间，不分冬夏，皆有泪出。此疾盖谓泪膛通肺，脏中久冷，便令眼目转加昏暗，难辨物色，如此疾状，宜服细辛圆，暖肺汤，以铜箸烧烙睛明穴，点点眼止泪散，乃得痊效。

歌 曰

风冲泪出血还流，每到三冬泣不休。

倾侧泪膛通肺脏，细辛圆子断根除。

雄黄无味迎风点，铜箸炎烧烙眦头。

早早劝君医治却，他时免得一生忧。

细辛圆 治冲风泪出外障

细辛二两 五味子 干地黄各一两半 人参 茯苓 地骨皮 山药 防风各一两

上捣，罗为细末，炼蜜为圆，如梧桐子大，空心，盐汤下十圆，日再，一方用茶下。

暖肺汤 治冲风泪出外障

茺蔚子 细辛 五味子 干地黄 藁本各一两半 知母 黄芩 芎䓖各一两

上捣，罗为细末，以水一盏，散一钱，煎至五分，去柤，食后温服。

点眼止泪散 治冲风泪出外障

雄黄半两 曾青一两 龙脑 白矾灰 细辛 干姜灰各一分

上捣，罗为细末，令十分细，如粉面，每至夜后，点在眼内，立效。

第五十九 暴风客热外障

此眼初患之时，忽然白睛胀起，都覆乌睛和瞳人，红肿，或痒或痛，泪出难开。此是暴风客热，侵在肺脏，上冲肝膈，致令眼内白睛浮胀，不辨人物。此疾宜服泻肺汤、补肝散，铍镰出血，后点抽风散，即瘥。

歌 曰

白睛胀起盖乌睛，睑肿还应痒痛生。
此是暴风兼客热，来侵肺脏不安宁。

泻汤之内加风药，圆散临时得妙名。

钹镰瘀血应须尽，抽风膏药点眼睛。

泻肺汤 治暴风客热外障

羌活 黄芩 黑参各一两半 桔梗 大黄 芒硝 地骨皮各一两

上捣，罗为细末，以水一盏，散一钱，煎至五分，去柤，食后温服。

补肝散 治暴风客热外障

藁本二两 白芷 车前子 石决明各一两半 芍药 天麻 防风 细辛各一两

上捣，罗为细末，每日空心，米汤调下一钱。

抽风散 治暴风客热外障

黄柏 秦皮 秦艽 防风 细辛各一两 黄连 木香各半两

上捣，罗为细末，以水一盏，浸一宿，去柤，入龙脑少许，蜜四两，同煎为膏，点眼。

第六十 睑硬睛痛外障

此眼初患之时，胞睑赤胀，肿硬难开，泪出疼痛，还从一眼先患，后乃相牵俱损，渐生翳膜昏暗。皆是膈中积热，肝脏风毒，上冲入眼，致生此疾。宜令镰洗去瘀血，后服泻膈散，涂熁肿膏。宜谨诸事。

歌 曰

睑红肿硬睛酸疼，肝膈风来热上冲。

熁肿膏涂兼服药，轻轻镰洗断其踪。

无令发竭生浮翳，此后寻医枉费功，

省谨若能三五日，其间诸事都通容。

泻膈散 治睑硬睛疼外障

大黄 知母 芒硝 车前子 茺蔚子 黄芩 天冬各一两 黑参一两半

上捣，罗为细末，以水一盏，散一钱，煎至五分，去柤，食后温服。

熁肿膏 治睑硬睛疼外障

代赭石 黄蜡各半两 细磁末 麻油各二两 腻粉少许 黄柏一两

上捣，罗为细末，于铫子内，入油蜡同煎为膏，涂睑上。

第六十一 眼痛如针刺外障

此眼初患之时，微有头痛目眩，眼系常急，夜卧涩痛，泪出难开，时时如针刺相似，是心脏伏毒，热气壅在膈中，以后渐生障翳，遮满睛瞳，相牵俱损，如此疾状，宜服泻心汤，补肝散，兼镰洗出血，火针太阳穴，立效。

歌 曰

忽然睛内痛如针，热毒潜藏伏在心。
遂使双眸兼系急，目晌急则痛锓锓。
太阳阳白将针刺，汤饮宣通宜洗淋。
隐涩难开由睑内，铍镰出血即能禁。

泻心汤 治痛如针刺外障

大黄 黄芩 桔梗 知母各一两 马兜铃 黑参各一两半 防风二两

上捣，罗为细末，以水一盏，散一钱，煎至五分，去柤，食后温服。

补肝散 治痛如针刺外障

人参 茯苓 五味子 芎䓖 藁本各一两 茺蔚子 细辛各一两半

上捣，罗为细末，每日空心调下一钱。

第六十二 眼痒极难忍外障

此眼初患之时，忽然时时痒极难忍，此乃肝脏每有客风，胆家壅毒冲上所使，切宜镰洗出瘀血，火针针阳白太阳二穴，然后服乌蛇散，还睛散，马兜铃圆，即瘥。

歌 曰

时时睛痒极难忍，此病根由谁与寻。
瞳子气连清净腑，遭化风热上来侵。
也须阳白将针刺，汤用乌蛇病自轻。
此日不忘圆与散，教君去却病根深。

乌蛇散 治眼痒极难忍外障

乌蛇酒浸、去皮骨，炙令黄，二两 藁本 防风 赤芍药 羌活 芎䓖各一两 细辛 甘草各半两

上捣，罗为细末，每日食后，米汤调下一钱。

还睛散 治眼痒极难忍外障

防风二两 车前子 黑参 石决明 五味子 细辛各一两 知母半两

上捣，罗为细末，每日食后，米汤调下一钱。

马兜铃圆 治眼痒极难忍外障

马兜铃　柴胡　茯苓各一两半　黑参　桔梗　细辛各一两

上捣，罗为细末，炼蜜为圆，如梧桐子大，每日空心，茶下十圆。一方有人参，前胡各一两。

秘传眼科龙木论卷之六

第六十三　眼坐起生花外障

此眼初患之时，眼中别无所苦，惟久坐多时，忽然起后，头旋，眼中黑花，发昏，良久乃定，皆因肝肾虚劳受风，心脏热毒上冲，致有此疾，如治疗稍迟，以后变为青盲。宜服镇心圆，补肝散，立效。

歌　曰

眼中无别患，蹲坐便生花。
初患头旋闷，心肝风触他。
肾虚兼受热，房事每频多。
镇心肝要补，早服莫蹉跎。
任信年深后，为灾可奈何。
更因诸疾作，瞳子染沉疴。

镇心圆　治眼坐起生花外障

银液（当取现成银箔，以水银消之为泥，又合硝石及盐，研为粉，烧出水银，淘出盐石，研细用之）　芎䓖　藁本　人参　细辛各一两　石决明　远志　黑参各半两

上捣，罗为细末，炼蜜为圆，如梧桐子大，空心，

茶下十圆。

补肝散 治眼坐起生花外障

芜蔚子一两半 羌活 知母 旋覆花各一两 甘菊花三分 防风半两

上捣，罗为细末，以水一盏，散一钱，煎至五分，去柤，食后温服

第六十四 瞳人干缺外障

此眼初患之时，忽因疼痛发歇，作时难忍，夜卧不得睡，即瞳人干缺，或上或下，或东或西，常不正圆，难辨三光，久后必俱损，大人多患。其瞳人或白或黑不定，白者脑脂下流为患，黑者胆热肾脏俱劳，肝风为患。宜服泻胆汤，镇肝圆，补肾散立效。

歌曰

瞳人干缺水全无，或黑或白作形膜。
白即脑脂来闭塞，黑即其中本自虚。
此状必须疼痛后，胆家风热作劳劬。
名医供手无方救，堪叹长年暗室居。

泻胆汤 治瞳人干缺外障

麦门冬 黑参 黄芩 知母 地骨皮各一两 赤芍药 黄芪 芜蔚子各一两半

上捣，罗为细末，以水一盏，散一钱，煎至五分，去柤，食后温服。

镇肝圆 治瞳人干缺外障

车前子 人参 茯苓 石决明 五味子 细辛各一两半 干山药二两

上捣，罗为细末，炼蜜为圆，如梧桐子大，空心，茶下十圆。

补肾散　治瞳人干缺外障

泽泻二两　干地黄　人参各一两半　茯苓　干山药　菖蒲各一两

上捣，罗为细末，每服一钱，空心，米饮调下。

第六十五　眼黄膜上冲外障

此眼初患之时，疼痛发竭，作时赤涩泪出，渐生黄膜，直覆黑睛，难辨人物，皆因脾脏风冷，胃家极热，切宜镰钩熨烙，然后宜点曾青膏，服通脾泻胃汤，立效。

歌　曰

黑睛从下生黄膜，脾胃寒风热与并。
疼痛发时多计较，门冬犀角便能征。
或镰或点依经法，若用邪巫不用争。
若用烧灸无效后，再来求疗为施行。

曾青膏　治眼黄膜上冲外障

曾青　秦皮　白芷各一两　乳香　龙脑各一分　黄连半钱　诃子　木香各半两

上捣，罗为末，研令匀细，以水二碗，浸三日后，煎至一碗，以束绵滤渣后，更入蜜四两，同尖为膏，盛在磁瓶中，封之，勿令泻气，用之点眼，立效。

通脾泻胃汤　治眼黄膜上冲外障

麦门冬　茺蔚子各二两　防风　大黄　黑参　知母各一两　天门冬　黄芩各一两半

上捣，罗为细末，以水一盏，散一钱，煎至五分，去柤，食后温服。

第六十六　眼赤膜下垂外障

此眼初患之时，忽然赤涩，泪下痛痒，摩隐瞳人，黑暗渐生翳障，赤膜下垂，直覆眼睛，有此障闭，如云霞之色，最宜镰洗熨烙，然后点清凉煎，服羚羊角饮子，立瘥。

歌　曰

黑睛从上赤来遮，脏腑原知受热邪。
客气交侵肝内壅，睛轮被覆似云霞。
上睑还令瘀血尽，先宜洗烙渐能瘥。
稍停又点清凉煎，诸药临时任减加。

清凉煎　一名龙脑煎　治眼赤膜下垂外障

龙脑　腻粉　马牙硝　秦皮各一两　防风　黄连各三分

上先将四味捣，罗为末，研极细，以水二碗，浸药二日后，煎取二大盏，滤出渣，更煎三五沸，内磁盒子内盛之，别入龙脑、腻粉，搅匀，密封，勿令尘入，用之点眼，立效。

羚羊角饮子　治眼赤膜下垂外障

羚羊角一两半　黄芪　茺蔚子各二两　黄芩　天门冬　黑参　知母　桔梗各一两

上捣，罗为细末，以水一盏，散一钱，煎至五分，去柤，食后温服。

第六十七　眼小眦赤脉外障

此眼初患之时，还从小眦渐生赤脉，奔来睛上，皆因三焦聚热上冲，肝膈壅热使然，治疗稍迟，以后恐损眼目。宜服犀角饮子，后点摩翳膏，即瘥。

歌　曰

赤脉根深小眦中，自然渐渐觉奔冲。

三焦聚热为灾患，欲疗先令饮子通。

浮大必须钩割烙，频频用药即消融。

酸咸冷热房中事，谨戒如师受戒同。

犀角饮子　治眼小眦赤脉外障

犀角　羚羊角　大黄　人参　茯苓　知母　黄芩各一两　桔梗　防风各二两

上捣，罗为细末，以水一盏，散一钱，煎至五分，去柤，食后温服。

摩翳膏　治眼小眦赤脉外障，兼治血灌瞳人，渐生翳障。

石决明　水晶　朱砂　龙脑　珍珠各一分　琥珀二分

上捣，罗为末，研如粉面，后入酥为膏，每至夜后点眼，立效。

第六十八　小儿通睛外障

此眼初患之时，皆因失误筑打着头面额角，倒蹙扑下，令小儿肝受惊风，遂使眼目通睛，宜服牛黄圆，犀角饮子，吹通顶石南散，立效。

歌　曰

小儿两目患通睛，欲拟看西又看东。
振着脑中睛带转，肝家受得内惊风。
牛黄犀角频研服，细研石南吹鼻中。
乳母牵连须忌口，数朝方得旧时容。

牛黄圆　治小儿通睛外障

牛黄　白附子　肉桂　干蝎　芎䓖　石膏各一分　白芷二分　藿香半两　朱砂二钱　麝香一分

上捣，罗为细末，炼蜜为圆，如梧桐子大，临卧薄荷汤下三圆，乳母忌湿热酒麦猪肉等物，小儿化服亦得。

犀角饮子　治小儿通睛外障

犀角一两　射干　草龙胆各半两　钩藤　黄芩各半钱　人参二两　茯苓　甘草各一分　远志二分

上捣，罗为细末，以水一盏，散一钱，煎至五分，去粗，食后温服。

通顶石南散　治小儿通睛外障

石南一两　藜芦黄三分　瓜蒂五七个

上捣，罗为细末，每用一粳米许吹鼻中，一日两度，通顶为妙。

第六十九　小儿斑疮入眼外障

此眼初患之时，觉疮入眼中，即时将息慎忌，若不忌口将息，即便疼痛，泪出，赤涩，怕日，肿硬难开，翳如银色，此乃热气在肝，上冲入眼，肝膈壅毒，因成障翳，宜用秦皮汤洗之，然后服凉肝圆，不宜镰洗出血，点药挑拨，恐损眼也。得疼痛定后，即点退翳药。

歌　曰

夫为人子一生身，须患斑疮不可论。
热气透肝冲上睑，难开肿硬更羞明。
眼疼翳出如银白，不要强将两手亲。
却恐叫啼伤破后，顺时保护要殷勤。
秦皮煎水频频洗，服药应教微食旬。
病者若能依此决，遗君终老眼分明。

秦皮汤　治小儿斑疮入眼外障

秦皮二两　秦艽　细辛　防风各一两　甘草半两

上捣，罗为细末，以水一盏，散一钱，煎至三五沸，去柤，温淋洗眼，立效。

凉肝圆　治小儿斑疮入眼外障

防风二两　黄芩　茺蔚子　黑参　大黄　知母各一两　人参　茯苓各一两半

上捣，罗为细末，炼蜜为圆，如梧桐子大，空心，茶下十圆。

第七十　小儿睑中生赘外障

此眼初患之时，皆因脾胃壅热，上冲入眼睑之中，致令生肉，初时小如麻米，后三五年间渐长如豆大，摩隐瞳人，赤涩泪出，切宜钩割，散去瘀血，后乃熨烙。宜服搜胃散、补肝圆，点曾青膏，立效。

歌　曰

小儿眼睑赘虽稀，医疗之流也要知。

初即小如麻子大，日深渐长豆珠垂。

必须钩割流瘀血，斟量汤圆宜三思。

若逢富贵娇儿女，点药还须得妙奇。

搜胃汤 治小儿睑中生赘外障

大黄　桔梗　黑参　防风　车前子　细辛　芒硝　黄芩各等分

上捣，罗为细末，以水一盏，散一钱，煎至五分，去柤，食后温服。

补肝圆 治小儿睑中生赘外障

芎䓖　藁本　细辛　五味子各一两　茺蔚子二两　羌活　知母各一两半

上捣，罗为细末，炼蜜为圆，如梧桐子大，空心，茶下十圆。

曾青膏 治小儿睑中生赘外障

曾青一两　龙脑少许　朱砂　乳香　琥珀　珍珠各一分

上捣，罗为细末，研如面相似，调酥为膏，每至夜后点眼。

第七十一　小儿疳眼外障

此眼初患之时，皆因脑热，头上有疮，或因雀目，多时泻痢，潜冲疼痛膈间热气，肝风入眼，初患之时，时时痒涩，挦眉，咬甲，揉鼻，致令翳生，赤肿疼痛，泪出难开。睑硬，白膜遮睛，怕日，合面而卧，不喜抬头。此疾不宜烧灸头面，恐损眼目，尤忌点药，宜服杀疳散，退翳圆，立效。

歌　曰

小儿疳眼自何来，脑热肝风起祸灾。
或因泄痢潜冲上，雀目多时亦是媒。
初患时时闭痒涩，病深生翳肿难开。
手挦头发兼揉鼻，怕见光明头不抬。
计拙便将头面灸，枉遭疼痛实堪哀。
庸医不解轻轻点，刺着疮痕痛不谐。
欲知痊瘥求何道，服药如风卷雾开。

杀疳散　治小儿疳眼外障

防风　龙脑　牡蛎各二两　五味子　白芷　细辛各一两

上捣，罗为细末，每日空心米汤调下一钱。

退翳圆　治小儿疳眼外障

黑参　防风各一两　人参　茯苓　石决明　细辛　黄芩　桔梗　车前子各一两半

上捣，罗为细末，炼蜜为圆，如梧桐子大，空心，茶下十圆。

第七十二　小儿青盲外障

此眼初患之时，在母腹中，忽受惊邪之气，令生后五七岁以来，便多患眼，其初患之时，夜卧多惊，呕吐痰涎黄汁，渐渐失明，还从一眼先发，后乃相牵俱损。初觉便宜将息急疗，服牛胆圆，犀角饮子，立效。

歌　曰

胎中受得风邪气，五脏相遭各有名。
天吊只因心领得，目盲肝细是前程。

痰涎呕吐皆黄汁，神采时时只欲惊。

两眼若能求见物，服药良医始见明。

牛胆圆 治小儿青盲外障

牛黄 黄牛胆 钩藤各半两 人参 羚羊角 藿香 广香各一两 琥珀少许

上捣，罗为细末，炼蜜为圆，如梧桐子大，空心，薄荷汤下三圆，七岁以上五圆。

犀角饮子 治小儿青盲外障

犀角 防风 芍药 黄芩各一两 羚羊角 知母各二两 人参五两

上捣，罗为细末，以水一盏，散一钱，煎至五分，去柤，食后温服。

秘传眼科龙木论卷之七

诸家秘要名方凡五家

一　巢氏论针眼候

人有眼内眦头忽结成疱，三五日间，便生脓汁，世呼为偷针。此为热气客在眦间，热搏于津液所成，但其热势轻者，故止小小结聚，汁溃热歇仍瘥。

二　三因方十三方

千金神曲圆　主明目，百岁可读细书，常服大益眼目

神曲四两　磁石火煅，醋淬七次，二两　光明朱砂一两

上为末，炼蜜为圆，如梧桐子大，米饮服五圆，食前，日三服。

羌活散　治风毒气上攻，眼目昏涩，翳膜、生疮，及偏正头痛，目小，黑花累累者。

羌活　芎䓖　天麻　旋覆花　青皮　天南星炮　藁

本各一两

上为末，每服二钱，水一盏，姜三片，薄荷七叶，煎七分，食后服。一法，入牵牛末二两，以生姜汁煮糊，圆如梧桐子大，酒任下二三十圆。

白蒺藜散 治肾脏风毒上攻，眼目赤肿，热泪昏涩，胬肉攀睛。

白蒺藜炒去刺，甘草生，僵蚕去丝嘴直者炒，防风各一两，天南星黑豆二合，青盐半两，水煮适，取出焙秤，不用盐豆，一两半 甘菊花生 三两

上为末，每服二钱，煎甘草汤调下，食后服，忌炙煿物。

洗肝散 治肝热，赤脉贯睛，涩痛，冲风泪下，兼治热血攻心。

白蒺藜一两半 防风 羌活各半两 马牙硝二两 甘草一分

上为末，每服二钱，白汤调下，食后服。

椒红圆 明目，暖水脏，补虚方。久服驻颜，缩小便。

川椒取红，四两 巴戟去心 金铃子锉炒 附子炮去皮脐 茴香炒，各一两

上为末，别用山药三两为末，酒煮糊，为圆如梧子大，空心，盐汤下三五十圆。

煮肝散 治眼赤，有耳痒证，则用四生散，入羊子肝煮，甚妙。

四生散 白附子 白蒺藜 黄芪 羌活各等分

上为末，每服四钱匕，盐酒入羊子肝煮，空心温

服。羊子肝，即羊肝上小片者是。

驱风散 治风毒上攻，眼肿痒涩，痛不可忍，或上下睑眦赤烂，或翳肉侵睛。

五倍子去尘土，一两，蔓荆子洗，一两半

上锉为散，每服三钱，水二盏，铜石器内煎取一盏，澄清，热洗，留滓，二服再煎。

立胜散 治风毒攻眼，及时眼隐涩，羞明肿痛。

黄连　黄柏　秦皮去粗皮　甘草各等分

上锉为散，每服四钱，水一盏，枣一枚，灯心七茎，煎数沸，去滓，以新羊毫笔蘸刷眼，候温，即以手沃之。一法，不用黄柏，甘草，有防风，黄芩。

神仙照水膏 治障翳

蜡一两　黄丹水飞，一两　蛇蜕烛烧，一两　水银一钱　初生乌鸡壳一个

上用柳木椎研细，滴蜡为饼，临卧用之，候天明，将水照眼，药坠水中，翳膜尽去。

柏竹沥膏 治一切赤眼障翳

慈竹一段，去两头节　黄柏刮去粗皮，刮细者，满填竹内。

上用新砖封立，置竹砖上，两头各安净碗，以干竹火，烧令沥出，尽收之，以钗股，铜筋点眼。

通利膏 治眼赤涩，翳膜遮障，时多热泪

轻粉一字，乳香皂荚子大，杏仁二十一个，去皮尖，嚼细

上旋入口中都嚼，候津液满口，吐出磁器中，置火上，令四边沸，以绵滤别盏中，入生脑子皂子大，研

匀，再滤过，以铜筋点之。

通神膏 治眼翳膜，赤脉胬肉，涩痒疼痛有泪

沙蜜四两 青盐 麝香各一字 乳香 卤砂滴淋过 枯矾各半字 当归五分 黄连一钱

上件，乳钵内研破，同蜜入竹筒内，密封定，煮半日，厚绵滤过，点眼。

蛤粉圆 治雀目，不拘久近，但日落便不见物

黄蜡 上色蛤粉细研，各等分

上溶蜡搜粉，为圆如枣大，每用猪肝一片，二两许，批开，裹药一圆，麻绵缠定，置磁器内，用水一碗，煮熟，取出，乘热熏眼，至温，吃肝，以知为度。

三 本事方六方

镇肝明目羊肝圆

羯羊肝一具，新瓦盆中焯干，更焙之，肝若大，止用一半。甘菊花去萼梗 羌活去芦 柏子仁研，白术 细辛去叶 官桂不见火 五味子拣，各半两 黄连去须，三分

上为末，炼蜜为圆，如梧桐子大，空心食前，温水下三四十圆。

又方

白羯羊肝只用子肝一片，薄切，新瓦上焯干 熟地黄酒沥，九蒸九曝，焙干，称一两半 车前子 麦门冬水浥去心 菟丝子酒浸、曝干，用纸条子同研为末 蕤仁 决明子 泽泻 地肤子去壳 防风去钗股 黄芩刮净 白茯苓去皮 五味子拣 枸杞子 茺蔚子 杏仁大者，去皮尖、炒 细辛华阴者，去叶 苦葶苈炒令香 桂心不见火 青葙子各

一两

上为细末，炼蜜为圆，如梧子大，每服三四十圆，温水下，日三服，不拘时候。

内障服上药论证

张台卿尝苦目暗，京师医者，令灸肝俞，遂转不见物，因得此方，服之遂明。有一男子内障，医治无效，因以余剂遗之，一夕，灯下语其家曰：适偶有所见，如隔门缝见火者，及旦视之，眼中翳膜且裂如线。张云此药灵，悟妄与人，忽之则无验，予隘之，且欲广其传也。

楮叶散

羌活去芦　芎䓖洗　旋覆花去梗净　防风去钗股，各半两　甘草炙　苍术泔浸一夕，去皮，日干，不见火　楮叶自采，不生楮子者　桑叶并八月采，阴干，各一两　甘菊花　楮实　蝉蜕去头足　木贼各一分

上木臼中捣为末，茶清调下二钱，早晚食后临卧各一服。

暴赤眼亦治，赤眼忌湿面及酒。楮叶须真无实者，余不堪用，不尔，诸药悉无效，合时不得焙及犯铁器，予观此方，取楮叶必无实者，盖阴阳二物相匹配尔，有实者阳也，无实取叶者阴也。所以不得其真，诸药悉无效。

菊花散　治肝肾风毒热气上冲眼痛

甘菊花　牛蒡子炒热，各八两　防风去钗股，三两　白蒺藜去刺，一两　甘草炙，一两半

上为细末，每服二钱，熟水调下，食后临卧服。

《素问》云："久视伤血"，血主肝，故勤书则伤肝，主目昏。肝伤则自生风，热气上凑于目，其昏益甚，不可专服补药，须服益血镇肝明目药地黄圆。

地黄圆

熟地黄酒沥，九蒸九曝，焙干。一两半　黄连去须，一两　决明子一两　没药别研　甘菊花　防风去钗股　羌活去芦　桂心不见火　光明朱砂水飞，各半两

上为细末，炼蜜圆如梧子大，每服三十圆，熟水下，食后，日三服。

读书损目论证

读书之苦，伤肝损目，诚然。晋范宁尝苦目痛，就张湛求方，湛戏之曰："古方宋阳子少得其术，以授鲁东门伯，次授左丘明，世世相传，以及汉杜子夏，晋左大冲，凡此诸贤，并有目疾，得此方云，用损读书一，减思虑二，专内视三，简外观四，旦起晚五，夜早眠六，凡此六物，熬以神火，下以气簁，蕴于胸中七日，然后纳诸方寸，修之一时，近能数其目睫，远视尺棰之余，长服不已，洞见墙壁之外，非但明目，乃亦延年。"审如是而行之，非可谓之嘲戏，亦可奇方也。

治头风冷泪庞安常二方

甘菊　决明子各三分　白术　羌活去芦　芎藭洗　细辛去叶　白芷不见火　荆芥穗各半两

上细末，每服一钱，温汤调下，食后，日三服。

又方

芎藭洗　细辛去叶　白术　白芷不见火，各一分

上细末，圆如黍米大，夜卧，纳二圆目中，一时辰

换一圆。

目视一物为二论证

荀牧仲顷年尝谓予曰："有一人视一物为两，医者作肝气有余，故见一为二，教服补肝药，皆不验，此何疾也。"予曰：孙真人云："目之系上属脑，后出于项中，邪中于项，因逢身之虚，其人深，则随目系入于脑，入于脑则转，转则目系急，急则目眩以转，邪中其睛，所中者不相比，则睛散，睛散则歧，故见两物也。"令服驱风入脑药得愈。

四　百一选方五方

芎菊散　治暴赤眼

薄荷二两，菊花，甘草，芎䓖各一两，防风七钱，白芷半两

上为细末，食后，茶少许沸汤点服。如伤风，用酒调服，其效尤速。

冀州郭家明上膏　治远年近日，不睹光明，内外障眼，攀睛胬肉，弦睑赤烂，隐涩难开，怕日羞明，堆眵有泪，视物茫茫，时见黑花，或睑生风粟，或翳膜侵睛，时发痒痛，并皆治疗，此药神妙无比，不可尽述。兼治口疮，涂之立愈，冀宰曾合服，甚奇。

白沙蜜一斤　黄丹四钱　卤砂另研　乳香另研　青盐　轻粉　硼砂已上俱另研，各二钱　麝香另研，五分　金星石　银星石　井泉石　云母石各一两　脑子另研，二钱　黄连去须　乌贼骨各五钱

上件药于净室中，不得令妇人鸡犬见，用银石器内

慢火先炒黄丹令紫色，次下蜜，候熬得滴水成珠不散，其色皆紫，次入腊月雪水三升，再熬二十余沸，将其余药末研入一处同熬，用箸滴在指甲上，成珠不散为度。以厚纸三张铺在筲箕内，倾药在纸上滤过，再用瓶子盛，放在新汲水内，浸三昼夜，去火毒，其水一日一易，看病眼轻重，临晚用箸头蘸药点大眦内，以眼涩为度，若治内障眼目，用面水和成条，捏作圈子，临睡置眼上，倾药在内，如此用之，一月见效。

五退散 治内障得效方

龙蜕即蛇皮 蝉蜕 凤凰蜕乌花鸡蛋壳 佛蜕即蚕纸 人退男子退发

上等分，不以多少，一处同炸作灰，研为细末，每服一钱，用熟猪肝蘸吃，不拘时候，日进三服。

五生散 治目赤，去头风，退翳。钱子文传。

天雄 附子尖，各半两 防风一两 天南星一两 川续断并生用，一两

上为饮子，每服二钱，水一盏半，生姜七片，酒少许，煎至六分，去柤，食后温服，因头风而病目者，服之立效。

地黄圆 唐丞相李恭公扈从在蜀中，日患眼，或涩，或生翳膜，或即疼痛，或见黑花如豆大，累累数十不断，或见如飞虫翅飞，百方治之不效。僧智深云："相公此病，缘受风毒。夫五脏实则泻其子，虚则补其母，母能令子实，子能令母虚，肾是肝之母，今肾受风毒，故令肝虚，肝虚则目中恍惚，五脏亦然，脚气、消渴、诸风等皆由肾虚也，地黄圆悉主之。"

生干地黄一斤　熟干地黄一斤　石斛去苗，四两　防风去芦，四两　枳壳麸炒，四两　牛膝酒浸　杏仁去皮尖，炒黄，为末，入瓦器内去油

上为细末，不犯铁器，炼蜜为圆，如梧桐子大，空心，以豆淋酒下五十圆。

豆淋酒法，黑豆半升，净拣簸，炒令烟出，以酒三升浸之。不用黑豆，用此酒煮独活，即是紫汤也。

五　和剂方十四方

锦鸡圆　治肝经不足，风邪内乘，上攻于眼，眼暗泪出，怕日羞明，隐涩痒痛，瞻视茫茫，多生黑花，或生翳膜，并皆治之。

斑鸠一支，去皮毛肠嘴爪，用文火连骨炙干用　羯羊肝一具，薄批炙令焦　草决明子　蕤仁去皮　羌活去芦　瞿麦各三两　细辛去苗　牡蛎洗，火煅，取粉　黄连去须　杜蒺藜炒去尖角　防风去芦　肉桂去粗皮　甘菊花净，各五两　白茯苓去皮，四两　蔓荆子二升淘洗，绢袋盛，饭甑蒸一伏时，日干

上十五味，为末，炼蜜和杵五百下，圆如梧桐子大，每服十五圆至二十圆，以温水或温酒下，空心，日午，临卧，日三服。如久患内外障眼，服诸药不效者，渐加服五十圆，必效。暴赤眼疼痛，食后，用荆芥汤下二十圆。

驻景圆　治肝肾俱虚，眼常暗昏，多见黑花，或生障翳，视物不明，迎风有泪，久服补肝肾，增眼力。

车前子　熟干地黄净洗，酒蒸焙。各三两　菟丝子酒

浸别研为末，五两

上为末，炼蜜为圆，如梧桐子大，每服三十圆，温酒送下，空心，晚食前，日二服。

密蒙花散 治风气攻目，两眼昏暗，眵泪羞明，睑生风粟，隐涩难开，或痒或痛，渐生翳膜，视物不明，及久患偏头痛，牵引两眼，渐觉细小，昏涩隐疼，暴赤肿疼，并皆治之。

密蒙花拣净 羌活去芦 菊花去土 石决明用盐同东流水煮一伏时，漉出，研粉 杜蒺藜炒去尖 木贼锉。各等分

上为细末，每服一钱，蜡茶清调下，食后，日二服。

羚羊角散 治大人小儿一切风热毒气，上冲眼目，暴发赤肿，或生疮疼痛，隐涩难开，羞明怕日。

羚羊角镑 黄芩 升麻 甘草炙 车前子各十两 栀子仁 草龙胆各五两 决明子二十两

上为末，每一钱，食后温热水调下，日进三服。小儿可服半钱。

秦皮散 治大人小儿风毒，赤眼肿疼，痒涩眵泪，昏暗羞明。

秦皮锉 滑石桂府者，捣碎 黄连去须。各十两

上为细末，每用半钱，沸汤泡，去柤，温热频洗。

镇肝圆 治肝经不足，内受风热，上攻眼目，昏暗痒痛，隐涩难开，堆眵多泪，怕日羞明，时发肿赤，或生障翳，并宜服之。

决明子 地肤子 白茯苓去皮 远志去心 茺蔚子

防风去芦叉　蔓荆子去白皮　人参去芦。各一两　青葙子　车前子　地骨皮　柏子仁炒　甘草炙　甘菊花　柴胡去芦　玄参　山药各半两　细辛去苗，一分

上为末，蜜水煮糊为圆，如梧桐子大，每服二十圆，米饮下。食后，日三服。

菊睛圆　治肝肾不足，眼目昏暗，瞻视不明，茫茫漠漠，常见黑花，多有冷泪，久服补不足，强目力。

巴戟去心，一两　枸杞子三两　甘菊拣，四两　苁蓉酒浸，去皮，炒，切，二两

上为细末，炼蜜为圆，如梧桐子大，每服三十圆至五十圆，温酒或盐汤下，空心，食前服。

菩萨散　治男子妇人风气攻注，两眼昏暗，眵泪羞明，睑眦肿痒，或时赤痛，耳鸣头眩。

白蒺藜炒，二两　防风锉、炒，二两　甘草一两　荆芥穗一两半　苍术米泔浸一宿，锉钞，二两

上并为细末，不拘时候，入盐少许，沸汤或酒调下一大钱，神效。

拨云散　治男子妇人风毒上攻，眼目昏暗，翳膜遮障，怕日羞明，时多热泪，隐涩难开，眶痒赤痛，睑眦红烂，瘀肉侵睛，但是一切风眼疾，并皆治之。

羌活　防风　柴胡　甘草炒，各一斤

上为细末，每服二钱，水一盏半，煎至七分，食后，临卧时服，薄荷茶调下，菊花苗汤下亦得，忌腌藏、鲊酱、湿面、炙煿、发风、毒物等。

流气饮　治肝经不足，内受风热。上攻眼目，昏暗，视物不明，常见黑花，当风多泪，怕日羞明，堆眵

赤肿。隐涩难开，或生翳障，倒睫拳毛，眼眩赤烂，及妇人血风眼，及时行暴赤肿眼，眼胞紫黑，应有眼病，并宜服之。

荆芥去梗　山栀去皮　牛蒡子炒　蔓荆子去白皮　白蒺藜炒，去刺　细辛去苗　防风去芦　玄参去芦　木贼去节　芎䓖净　大黄炮　菊花去枝　甘草炙　黄芩各一两　苍术米泔浸一宿，炒锉。二两　草决明一两半

上捣，罗为细末，每服二钱半，临卧用冷酒调下。如婴孩有患，只令乳母服之。

睛明散　治外障，退翳障，疗风毒上攻，眼疼赤肿，或睑眦痒烂，时多热泪昏涩。

黄连去须，当归去芦，洗，焙　赤芍药　滑石细研，各五两

上件锉研为细末，入研滑石拌匀，每用半钱，沸汤泡澄清去渣，热洗。忌一切腌藏，鱼鲊，酒面等毒物。

春雪膏　治肝经不足，内受风热，上攻眼目，昏暗痒痛，隐涩难开，堆眵赤肿，怕日羞明，不能远视，迎风有泪，多见黑花，并皆疗之。

脑子研，二钱半　蕤仁去皮壳，压去油，细研。二两

上用生蜜六钱重，将脑子，蕤仁同搜和，每用铜箸子，或金银钗股，大小眦时复少许点之。又治连眶赤烂，以油纸涂膏贴之。

菊花散　理肝气风毒，眼目赤肿，昏暗羞明，隐涩难开，攀睛胬肉，或痒或痛，渐生翳膜。及暴赤肿疼，悉皆治之。

蝉蜕去头足翅　木贼去根节　白蒺藜炒去刺　羌活去

芦，不见火。各三两　菊花去梗，六两

上为细末，每服二钱，食后，临卧，茶清调下。常服明利头目，洗肝去风。忌发风、腌藏、炙煿等物。

洗肝散　治风毒上攻，暴作目赤，肿痛难开，隐涩眵泪。昏暗羞明，或生翳膜，并皆治之。

大黄煨，山栀去皮，当归酒洗，去芦　防风去芦　薄荷去梗　羌活去芦　甘草炙　芎䓖各二两

上为细末，每服二钱，冷水或熟水调下，食后，日三服，见效。

秘传眼科龙木论卷之八

针灸经

一 偃伏头部中行凡十穴

神庭 一穴，在鼻直上入发际五分，督脉足太阳阳明三脉之会，治头风目眩，鼻出清涕不止，目泪出，可灸二七壮止。

岐伯云："凡欲疗风，勿令灸多，缘风性轻，多即伤，惟宜灸七壮，至三七壮止，禁不可针，针即发狂，"忌生冷鸡猪酒面动风物等。

上星 一穴，在鼻直上入发际一寸陷中。督脉气所发，治头风目眩，睛痛不能远视，以细三棱针刺之，即宣泄诸阳热气，无令上冲头目，可灸七壮，不宜多灸，若频灸，即拔气上，令人目不明，忌如前法。

囟会 一穴，在上星后一寸陷中，可容豆。督脉气所发，治目眩，可灸二七壮至七七壮。初灸即不痛，病去即痛，痛即罢灸。针入二分，留三呼，得气即泻，针讫，以末盐生麻油相和，揩发根下，头风即永除。若八岁以下，即不得针。忌如前法。

前顶 一穴，在囟会后一寸五分骨陷中，督脉气所发，疗头风目眩，针入一分，可灸三壮，至七七壮即止。忌如前法。

百会 一穴，一名三阳五会，在前后一寸五分，顶中央旋毛中，可容豆。督脉足太阳交会于巅上，针入二分，得气即泻，可灸七壮，至七七壮即止。唐秦鸣鹤刺微出血，头痛立愈。几灸头顶，不得过七七壮，缘头顶皮肤浅薄，灸不宜多。

后顶 一穴，一名交冲，在百会后一寸五分枕骨上，督脉气所发，治目眩，头偏痛，可灸五壮，针入二分。

强间 一穴，一名大羽，在后顶后一寸五分，督脉气所发，治脑旋目运，头痛不可忍，可灸七壮，针入二分。

脑户 一穴，一名合颅，在枕骨上强间后一寸五分，督脉足太阳之会，禁不可针，针之令人哑，不能言，治目睛痛，不能远视，可灸七壮，亦不可妄灸，令人失音。

风府 一穴，一名舌本，在项发际上一寸，大筋内宛宛中，疾言，其肉立起，言休立下，督脉阳维之会，禁不可灸，不幸使人失音。治头痛目眩，针入三分。

哑门 一穴，一作喑门，一名舌横，一名舌厌，在顶中央，入发际五分宛宛中，督脉阳维之会，入系舌本，仰头取之，禁不可灸，灸之令人哑，治头痛，针入二分。

二　偃伏头部第二行左右凡十四穴

曲差　二穴，在神庭旁一寸五分，入发际，足太阳脉气所发，治头顶痛，目视不明，针入二分，可灸三壮。

五处　二穴，在上星傍一寸五分，足太阳脉气所发，治目不明，头风目眩，针入三分，留七呼，可灸三壮。

承光　二穴，在五处后一寸五分，足太阳脉气所发，治风眩头痛，目生白膜，针入三分，禁不可灸。

络却　二穴，一名强阳，又名脑盖，在通天后一寸五分，足太阳脉气所发，治青风内障，目无所见，可灸三壮。

玉枕　二穴，在络却后一寸五分，侠脑户傍一寸三分，起肉枕骨入发际上三寸，足太阳脉气所发，治目痛不能视，脑风疼痛不可忍者，可灸三壮。

天柱　二穴，侠项后发际大筋外廉陷中，足太阳脉气所发，治目瞑视，头旋脑痛，针入五分，得气即泻，立愈。

通天　二穴，在承光后一寸五分，足太阳脉气所发，治偏风口㖞，鼻多清涕，衄血头重。针入三分，留七呼，可灸三壮。

三　偃伏头部第三行左右凡十二穴

临泣　二穴，在目上直入发际五分陷中，足太阳少阳之会，治目眩，目生白翳，多泪，针入三分，留七呼，得气即泻。忌如前法。

目窗　二穴，在临泣后一寸，足少阳阳维之会，治目外眦赤痛，忽头旋，目䀮䀮，远视不明，针入三分，可灸五壮。

正营　二穴，在目窗后一寸，足少阳阳维之会，治头项偏痛。针入三分，可灸五壮。

承灵　二穴，在正营后一寸五分，足少阳阳维之会，治脑风头痛，可灸三壮。

脑空　二穴，一名颞颥，在承灵后一寸五分，挟玉枕骨陷中，足少阳阳维之会，治脑风头痛不可忍，目瞑目眇，针入五分，得气即泻，可灸三壮。魏公苦患头风，发即心闷乱目眩，华佗当针而立愈。忌如前法。

风池　二穴，在颞颥后发际陷中，足少阳阳维之会，治目眩苦头痛。目泪出，目内眦赤疼，目不明，针入七分，留七呼，灸七壮。

四　侧头部左右凡十二穴

颔厌　二穴，在曲周下颞颥上廉，手足少阳阳明之交会，治头风眩，目无所见，偏头疼，引目外眦急，针入七分，留七呼，灸三壮。忌如前法。

悬颅　二穴，在曲周上颞颥中，足少阳脉气所发，治头偏痛，引目外眦赤，针入三分，留三呼，可灸三壮。忌如前法。

悬厘　二穴，在曲周上颞颥下廉，手足少阳阳明之交会，治头偏痛，目锐眦赤痛，针入三分，灸三壮。

角孙　二穴，在耳廓中间上开口有空，手足少阳之会，治目肤翳，可灸三壮。

窍阴　二穴，在枕骨下，摇动有空，足太阳少阳之会，治头目痛，针入三分，可灸七壮。

瘈脉　二穴，一名资脉，在耳本后鸡足青络脉，刺出血如豆汁，不宜出血多，治头风眵瞢，目睛不明，针入一分，可灸三壮。

五　正面部中行凡一穴

龂交　一穴，在唇内齿上龂缝筋中，治目泪眵汁，内眦赤痒痛，生白肤翳，针入三分，可灸三壮。

六　面部第二行左右凡六穴

攒竹　二穴，一名始光，一名光明，一名员柱，在两眉头陷中，足太阳脉气所发。治目䀮䀮，视物不明，眼中赤痛及睑瞤动，针入一分，留三呼，泻三吸，徐徐出针，不宜灸，宜以细三棱针刺之，宣泄热气，三度刺，目大明，忌如前法。

睛明　二穴，一名泪孔，在目内眦，手足太阳少阳足阳明五脉之会。治攀睛翳膜覆瞳子，恶风泪出，目内眦痒痛。小儿雀目、疳眼，大人气眼冷泪，瞆目视物不明，大眦胬肉侵睛，针入一寸五分，留三呼，禁不可灸，雀目者宜久留针，然后出针。忌如前法。

巨髎　二穴，侠鼻孔旁八分，直目瞳子，跻脉足阳明之会。治青盲，目无所见，远视䀮䀮，白翳覆瞳子，针入三分，得气即泻，灸亦良，可灸三壮。

七　面部第三行左右凡六穴

阳白　二穴，在眉上一寸，直目瞳子，足少阳阳维之会，治头目痛，可灸三壮，针入三分，一作二分。

承泣　二穴，在目下七分，直目瞳子陷中，跻脉任脉足阳明之会，治口眼㖞斜，目瞤面动牵口眼，目视䀮䀮，冷泪，眼眦赤痛，禁不宜针，针之令人目乌色。可灸三壮。炷如大麦。忌如常法。

四白　二穴，在目下一寸，足阳明脉气发，治头痛目眩，眼生白翳，微风目瞤动不息。可灸七壮，针入三分。凡用针，稳审方得下针，若针深，即令人目乌色。

八　面部第四行左右凡八穴

本神　二穴，在曲池旁一寸五分。一曰直耳上入发际四分。足少阳阳维之会。治目眩，颈项强急痛，针入三分，可灸三壮。

丝竹空　二穴，一名目髎，在眉后陷中，手足少阳脉气所发，禁不可灸，不幸使人目小，又令人目无所见。治目眩头痛，目赤，视物䀮䀮，眼睫拳倒。针入三分，留三呼，宜泻不宜补。

瞳子髎　二穴，在目外眦五分，手太阳手足少阳之会，治青盲，目无所见，远视䀮䀮，目中肤翳白膜，头痛，目外眦赤痛，可灸三壮，针入三分。

颧髎　二穴，在面頄骨下廉锐骨端陷中，手少阳太阳之会，治目黄，眼瞤动不止，针入二分。

九 侧面部左右凡二穴

头维 二穴，在额角入发际，本神旁一寸五分，足少阳阳明脉之交会。治头偏痛，目视物不明，兼治微风眼睑瞤动不止，风泪出，可针入三分，禁不可灸。

十 背腧部中行凡二穴

陶道 一穴，在大椎下间，俛而取之，督脉足太阳之会。治头重目瞑，可灸五壮，针入五分。

筋缩 一穴，在第九椎节下间，俛而取之，督脉气所发。治目转上插，可灸三壮，针入五分。

十一 背腧部第二行左右凡十穴

风门 二穴，一名热府，在第二椎下，两旁相去各一寸五分，督脉足太阳之会。治目瞑风劳，针入五分，留七呼，可灸五壮。

肺俞 二穴，在第三椎下，两旁相去各一寸五分。足太阳脉气所发。甄权《针经》云："在第三椎下两旁，以搭手左取右，右取左，当中指末是穴。"治头目眩。针入五分，留七呼，可灸一百壮。

肝俞 二穴，在第九椎下，两旁相去各一寸五分。治目上视，目眩，头痛，目𥆧𥆧，目生白翳。针入三分，留六呼，可灸三壮。

三焦俞 二穴，在第十三椎下，两旁相去各一寸五分。治目眩，头痛。针入五分，留七呼，可灸三壮。

肾俞 二穴，在第十四椎下，两旁相去各一寸五分，与脐平。治目视𥆨𥆨，五劳七伤。针入三分，留七呼，可灸以年为壮。

十二 背腧部第三行左右凡二穴

谚语 二穴，在户髆内廉，侠第六椎下，两旁相去各三寸，正坐取之，足太阳脉气所发，以手痛按之，病者言谚语。针入六分，留三呼，泻五吸，治目眩，鼻衄。可灸二七壮至百壮止。

十三 手太阴肺经左右凡四穴

太渊 二穴，土也，在手掌后陷中，手太阴脉之所注也，为俞。治目生白翳，眼眦赤筋，可灸三壮，针入二分。

天府 二穴，在腋下三寸动脉中，举臂取之，治目眩，远视。禁不可灸，使人逆气，针入四分，留三呼。

十四 手阳明大肠经左右凡四穴

商阳 二穴，金也，一名绝阳，在大指次指内侧，去爪甲角如韭叶，手阳明脉之所出也。为井。治目青盲，可灸三壮，右取左，左取右，如食顷立已，针入一分，留一呼。

合谷 二穴，一名虎口，在手大指次指歧骨间陷中，手阳明脉之所过也，为原，治目视不明，头痛，针入三分，留六呼，可灸三壮，若妇人妊娠，不可刺，刺则损胎气。

十五　手少阴心经左右凡四穴

通里　二穴，在腕后一寸，治目眩头痛，针入三分，可灸三壮。

少海　二穴，水也，一名曲节，在肘内廉节后。又云："肘内大骨外去肘端五分"手少阴脉之所入也。为合。治目眩。针入三分，可灸三壮。甄权云："屈手向头取之，治脑风头痛。不宜灸，针入五分。"

十六　手太阳小肠经左右凡十四穴

少泽　二穴，金也，一名小吉，在手小指之端，去爪下一分陷中，手太阳脉之所出也。为井。治目生肤翳覆瞳子。可灸一壮，针入一分。

前谷　二穴，水也。在手小指外侧本节之前陷中，手太阳脉之所流也。为荥，治目中白翳，可灸一壮，针入一分。

后溪　二穴，木也。在手小指外侧本节后陷中。手太阳脉之所注也。为俞。治目赤生翳，可灸一壮，针入一分。

腕骨　二穴，在手外侧腕前起骨下陷中，手太阳脉之所过也。为原。治目冷痛，生翳膜，头痛，可灸三壮，针入二分，留三呼。

阳谷　二穴，火也。在手外侧腕中锐骨之下陷中。手太阳脉之所行也。为经。治目眩，可灸三壮，针入二分，留二呼。

养老　二穴，在手踝骨上一空，腕后一寸陷中，手太阳郄，治目视不明。可灸三壮，针入二分。

支正　二穴，在腕后五寸，别走少阴，治头痛目眩，可灸三壮，针入三分。

十七　手少阳三焦经左右凡六穴

关冲　二穴，金也，在手小指次指之端，去爪甲角如韭叶，手少阳脉之所出也，为井。治目生翳膜，视物不明。针入一分，可灸一壮。

液门　二穴，水也。在小指次指间陷中，手少阳脉之所流也。为荥，治目眩头痛，目赤涩。针入二分，可灸三壮。

中渚　二穴，木也，在手小指次指本节后间陷中。手少阳脉之所注也。为俞。治目眩头痛，目生翳膜，针入二分，可灸三壮。

十八　足少阳胆经左右凡四穴

侠溪　二穴，水也，在足小指次指歧骨间本节前陷中，足少阳脉之所流也，为荥，治目外眦赤，目眩，可灸三壮，针入三分。

丘墟　二穴，在足外踝下如前陷中，去侠溪四寸五分，一作去足临泣三寸，足少阳脉之所过也，为原，治目生翳膜，可灸三壮，针入五分，留七呼。

十九　足太阳膀胱经左右凡八穴

至阴　二穴，金也，在足小指外侧，去爪甲角如韭叶，足太阳脉之所出也，为井，治目生翳，针入二分，可灸三壮。

通谷 二穴，水也，在足小指外侧本节前陷中，足太阳脉之所流也。为荥，治目眩，颈项痛，目䀮䀮。可灸三壮，针入三分。

束骨 二穴，木也，在足小指本节后陷中。足太阳脉之所注也，为俞。治目眩，项不可回顾，目内眦赤烂。可灸三壮，针入三分。

京骨 二穴，在足外侧大骨下，赤白肉际陷中。足太阳脉之所过也，为原，治目内眦赤烂，目眩，针入三分，可灸七壮。

二十 推逐日人神所在法

一日足大指	二日外踝
三日股内	四日腰
五日口舌悬雍	六日足小指
七日内踝	八日足腕
九日尻	十日背腰
十一日鼻柱	十二日发际
十三日牙齿	十四日胃脘
十五日遍身	十六日胸乳
十七日气冲	十八日腹内
十九日足趺	二十日膝下
二十一日手小指	二十二日肚腹
二十三日肝俞	二十四日手阳明两腰
二十五日足阳明	二十六日手足
二十七日膝	二十八日阴

二十九日膝颈颞颥　　三十日关元下至足

已上人神所在之日，禁忌针灸，若遇疾急，不拘。

二十一　推逐时人神所在法

子时在踝　丑时在头　寅时在耳
卯时在面　辰时在项　巳时在乳
午时在胸　未时在腹　申时在心
酉时在背　戌时在腰　亥时在股

二十二　推九宫尻神诀

一坤踝上艾休加　二震须当在齿牙
三巽乳头连口舌　四中肩井是尻家
五乾背面连双耳　六兑手膊莫虚华
七艮项腰莫针灸　八离肋膝最疑他
九艮肘肚脚休犯　记取尻神切莫差

针灸经补遗

一　手太阴肺经左右凡二穴

鱼际　二穴，火也，在手大指本节后内侧散脉中，手太阴脉之所流也，为荥，治目眩，针入二分，留三呼。

二　手阳明大肠经左右凡八穴

三间　二穴，木也，一名少谷，在手大指次指本节之后内侧陷中，手阳明脉之所注也，为腧，治目眦急痛，针入三分，留三呼，可灸三壮。

阳溪　二穴，火也，一名中魁，在腕中上侧两筋陷中，手阳明脉之所行也，为经，治目风赤烂有翳，针入三分，留七呼，可灸三壮，慎如合谷法。

偏历　二穴，手阳明络也，在腕后三寸，别走太阴，治目视䀮䀮，针入三分，留七呼，可灸。

臂五里　二穴，在肘上三寸行向里大脉中央，治目视䀮䀮。可灸十壮，禁不可针。

三　足阳明胃经左右凡十四穴

下关　二穴，在客主人下耳前动脉下廉，合口有空，开口即闭，足阳明少阳之会，疗偏风口目㖞。其穴侧卧闭口取之，针入四分，得气即泻。禁不可灸。

地仓　二穴，侠口吻傍四分外，如近下，有脉微微动，跻脉手足阳明之交会。若久患风，其脉亦有不动者，治偏风口㖞，目不得闭，眼瞤动不止，病左治右，病右治左，针入三分，留五呼，得气即泻，灸亦得，日可灸二七壮，重者七七壮。其艾作炷，如麦子大，灸具若大，口转㖞，却灸承浆七七壮即愈。

大迎　二穴，在曲颔前一寸二分骨陷中动脉，又以口下当两肩，足阳明脉气所发，治目不得明，当针之，顿愈。

足三里　二穴，土也，在膝下三寸，䯒外廉两筋间，当举足取之，足阳明脉之所入也，为合。治目不明。华佗云："人年三十以上，若不灸三里，令气上冲目。"可灸三壮，针入五分。

解溪　二穴，火也。在冲阳后一寸五分，腕上陷中，足阳明脉之所行也，为经，治目眩头痛。头风面目赤，针入五分，可灸三壮。

冲阳　二穴，在足跗上，去陷骨三寸，足阳明脉之所过也，为原，治偏风口眼㖞斜，针入五分，可灸三壮。

陷骨　二穴，木也，在足大指次指之间，本节后陷中，去内陵二寸，足阳明脉之所注也，为腧，治面目浮肿，针入三分，留七呼，可灸三壮。

四　足太阴脾经左右凡二穴

大都　二穴，火也，在足大指本节后陷中，足太阴脉之所流也，为荥，治吐逆目眩，可灸三壮，针入三分。

五　手少阴心经左右凡二穴

极泉　二穴，在腋下筋间动脉，治目黄，针入三分，可灸七壮。

六　手太阳小肠经左右凡四穴

小海　二穴，土也，在肘内大骨外，去肘端五分陷中，屈手向头取之，手太阳脉之所入也，为合，治风眩，可灸三壮，针入二分。

肩中腧 二穴，在肩胛内廉，去脊二寸陷中，治寒热目视不明，针入三分，留七呼，可灸十壮。

七 足太阳膀胱经左右凡四穴

大杼 二穴，在项后第一椎下，两傍相去各一寸五分陷中，足太阳少阳之会，疗身热目眩，针入五分，可灸七壮。

飞扬 二穴，一名厥阳，足太阳络别走少阴，在外踝上七寸，治头目眩，可灸三壮，针入三分。

八 足少阴肾经左右凡六穴

涌泉 二穴，木也，一名地冲，在足心陷中，屈足卷指宛宛中，足少阳脉之所出也，为井，治满目眩，可灸三壮，针入五分，无令出血。

水泉 二穴，少阴郄也，去太溪下一寸，在内踝下，治目䀮䀮不能远视，可灸五壮，针入四分。

复溜 二穴，金也，一名昌阳，一名伏白，在足内踝上二寸陷中，足少阴脉之所行也，为经，治目䀮䀮，可灸五壮，针入三分，留三呼。

九 手厥阴心主经左右凡四穴

内关 二穴，在掌后去腕两寸，别走少阳，治目赤，针入五分，可灸三壮。

大陵 二穴，土也，在掌后两筋间陷中，手厥阴脉之所注也，为腧，治目赤小便如血，针入五分，可灸三壮。

十　手少阳三焦经左右凡四穴

翳风　二穴，在耳后陷中，按之引耳中，手足少阳之会，治口眼㖞斜，针入十分，可灸七壮。

颅息　二穴，在耳后间青络脉，手少阳脉气所发，治瞻视不明，不宜针，可灸七壮。

十一　足少阳胆经左右凡八穴

首窍阴　二穴，在枕骨下摇动有空，足太阳少阳之会，治项痛引头目痛，针入三分，可灸七壮。

完骨　二穴，在耳后入发际四分，治偏风口眼㖞斜，针入五分，可灸七壮。

足临泣　二穴，木也，在足小指次指本节后间陷中，去侠溪一寸五分，足少阳脉之所注也，为腧，治目眩，可灸三壮，针入二分。

客主人　二穴，一名上关，在耳前起骨上廉，开口有空，动脉宛宛中，足阳明少阳之会，治目眩，偏风口眼㖞斜，可灸七壮，艾炷不用大，禁不可深针。

十二　足厥阴肝经左右凡四穴

行间　二穴，火也，在足大指间动脉应手陷中，足厥阴脉之所留也，为荥，治瞑不欲视，目中泪出。可灸三壮，针入六分，留十呼。

曲泉　二穴，水也，在膝内辅骨下，大筋上小筋下陷中，屈膝取之，足厥阴脉之所入也，为合。治身热目眩痛，目䀮䀮。

治目疾灸刺法

目中痛，不能视，上星主之，先取譩譆，后取天牖，风池。青盲远视不明，承光主之。

目瞑，远视䀮䀮，目窗主之。

目䀮䀮，赤痛，天柱主之。

目眩无所见，偏头痛，引目外眦而急，颔厌主之。

目远视不明，恶风目泪出，憎寒头痛，目眩瞢，内眦赤痛，远视䀮䀮无所见，眦痒痛，淫肤白翳，精明主之。

青盲无所见，远视䀮䀮，目中淫肤白膜覆瞳子，巨髎主之。

目不明泪出，目眩瞢，瞳子痒，远视䀮䀮，昏夜无见，目瞤动与项口参相引，㖞僻口不能言，刺承泣。

目痛僻戾，目不明，四白主之。

目赤目黄，颧髎主之。

睊目，水沟主之。

目痛不明，龂交主之。

目瞑身汗出，承浆主之。

青盲䁖目，恶风寒，上关主之。

青盲，商阳主之。

䁖目䀮䀮，偏历主之。

目痛，下廉主之。

睢目，晾晾少气，灸五里，右取左，左取右。

目中白翳，前谷主之。

目痛泣出，甚者如脱，前谷主之。

白膜复珠，瞳子无所见，解溪主之。

目暗，灸大椎下，数节第十，当脊中，安灸二百壮，惟多为佳。

肝劳邪气眼赤，灸当容百壮，两边各两穴，在眼小眦近后，当耳前，三阳三阴之会处，以两手按之，有上下横脉，与耳门相对是也。眼急痛，不可远视，灸当瞳子上入发际一寸，随年壮，穴名当阳。

风翳患右目，灸右手中指本节头上，五壮，如小麦大，左手亦如之。

肝虚目不明，灸肝腧二百壮，小儿斟酌，可灸一二七壮。

风痒赤痛，灸人中近鼻柱，二壮，仰卧灸之。

目卒生翳，灸大指节横纹，三壮，在左灸右，在右灸左，良。

承泣，主目瞤动，与项口相引。（目不明，泪出，目眩瞢，瞳子痒，远视晾晾，昏夜无见，口㖞僻不能言）。

三间，前谷，主目急痛。

太冲，主下眦痛。

阳谷，大冲，昆仑，主目急痛赤肿。

曲泉，主目赤肿痛。

束骨，主眦烂赤。

阳溪，主目痛赤。

商阳、巨髎、上关、承光、瞳子髎、络却，主青盲无所见。

颧髎、内关，主目赤黄。

腋门，主目涩暴变。

期门，主目青而呕。

二间，主目眦伤。

秘传眼科龙木论卷之九

诸方辨论药性

一　玉石部凡二十四种

雄黄《本经》　味苦甘，平，寒，大温，有毒，治目痛。

矾石《本经》　味酸咸，寒，无毒，主目痛。1.《外台秘要》："治目翳及胬肉，取矾石白者纳一黍米大于翳上及胬肉上，即令泪出，以棉拭之，令得恶汁出尽，日一，其疾日减。翳自消薄，便瘥。矾石须真白者方可用。"2.《肘后方》："治目中风肿赤眼方，白矾二钱，熬和枣丸如弹丸大，以摩上下，食顷止，日三度。"3.姚合众方："治小儿目睛上白膜，白矾一分，以水四合，熟铜器中煎取半合，下少白蜜调之，以绵滤过，每日三四度，点一芥子大。"

芒硝《别录》　味辛苦，大寒，无毒。

孙真人《食忌》："治眼有翳，取芒硝一大两，置铜器中，急火上炼之，放冷后，以生绢细罗，点眼角中，每夜欲卧时，一度点妙。”

马牙硝《嘉祐》 味甘，寒，无毒，点眼药中多用，甚去赤肿，障翳，涩泪痛。《经验方》：“退翳明目白龙散，取马牙硝光净者，用厚纸裹令按实，安在怀内着肉处，养一百二十日，取出研如粉，入少龙脑同研细，不计年数深远，眼内生翳膜，渐渐昏暗，远视不明，但瞳人不破并医得，每点用药末两米许，点目中。”

滑石《本经》 味甘，寒，大寒，无毒。

石胆《本经》 味酸辛，寒，有毒，主明目，目痛。

空青《本经》 味甘酸，寒，大寒，无毒，主青盲，明目，益肝气，疗目赤痛，去肤翳，止泪出。《唐本草》：“空青为眼药之要。”日华子：“空青大者如鸡子，小者如相思子，其青厚如荔枝核，其内有浆酸甜，能点多年青盲，内障翳膜，其壳又可摩翳也。”《千金方》：“治眼𥇦𥇦不明，以空青少许，渍露一宿，以水点之。”

曾青《本经》 味酸，小寒，无毒，主目痛，止泪出，疗头风，脑中寒。

摩娑石《开宝》 味甘淡，寒，无毒，主头痛。

丹砂《本经》 味甘，微寒，无毒，主益气明目。

盐花《别录》 味咸，温，无毒。陈藏器：“明目，去皮肤风毒。”日华子：“明目，止风泪邪气。”范汪方：“主目中泪出不得开，即刺痛方，以盐如大豆许，内目中习习，去盐，以冷水数洗目瘥。”《药性论》：“空心用盐漱齿，少许时，吐水中洗眼，可夜见小字。”孙真人《食忌》：“主眯眼者，以少盐并豉置水中视之，立出。”

水银《本经》 味辛，寒，有毒。陈藏器云：“水银出于朱砂，则知二物其味同也，妊娠不可服。”

石膏《本经》味辛苦，微寒，无毒，主中风，时气头痛。甄权云：“治头痛如裂。”日华子云：“治头风旋。”

银屑《别录》 味辛，平，有毒。李珣云：“明目，入圆散用。”

腻粉《嘉祐》 即轻粉也，又名水银粉，味辛，冷，无毒。王氏《痘疹方》：“治痘疮生翳，轻粉、黄丹等分为末，左目患吹右耳，右目患吹左耳，即退。”《太平圣惠方》：“治烂弦风眼，腻粉末，口津和点大眦，日二三次。”

磁石《本经》 味辛，寒，无毒。日华子：“治眼昏。”

珊瑚《唐本草》 味甘，平，无毒，去目中翳。钱相公《箧中方》：“治七八岁小儿眼有麸翳未坚，不可妄敷药，宜以珊瑚研如粉，每日少少点之，三日愈。”

玛瑙《拾遗》味辛，寒，无毒，主目赤烂。

卤砂《唐本草》 味咸苦辛，温，有毒，去目翳胬肉，妊娠不可服。

石蟹《开宝》 味咸，寒，无毒，主治青盲，目淫肤翳，细研，水飞过，入诸退翳药相佐，用之点眼良。

代赭石《本经》 味苦甘，寒，无毒，主贼风，赤眼肿闭，妊娠不可服。

古文钱《拾遗》 味辛，平，有毒，主治翳障明目，疗风赤眼，盐卤浸用。

戎盐《本经》 味咸，寒，无毒，主明目，目痛，治眼赤，眦烂，风赤，研细，和水，点目中。

井泉石《嘉祐》 味甘，大寒，无毒，治雀目，青盲，眼赤肿痛，得大黄，栀子治眼睑肿。得石决明，菊花，疗小儿眼疳生翳膜。

二　草部凡五十七种

菖蒲《本经》 味辛，温，无毒，明耳目。《药性论》："治头风泪下，一寸九节者良。"《千金方》："甲子日取菖蒲一寸九节者，阴干百日，为末，每酒服方寸匕，日三服。久服，耳目聪明，益智不忘。"

菊花《本经》 味苦甘，平，无毒，主头风眩肿痛，目欲脱，泪出。日华子云："菊有两种，花大气香茎紫者，为甘菊，花小气烈茎青小者，名野菊，味苦甘者入药，苦者不任，治四肢游风头痛，作枕用之，可明目。叶亦可明目也。"《食疗》："甘菊平，其叶正月采，可作羹。茎五月五日采，并主头风，目眩泪出。"《食医心镜》："甘菊主头风，目眩泪出，可切作羹煮粥，生食亦得。"

人参《本经》 味甘，微温，微寒，无毒，主除邪气，明目，通血脉。

天门冬《本经》 味苦甘，平，大寒，无毒，主诸暴风湿，保定肺气。

甘草《本经》 味甘，平，无毒。通经脉，利血气，解百药毒。

术《本经》 味苦甘，温，无毒。主风眩头痛，目泪出。

苍术《别录》味苦，温，无毒。主明目。《太平圣惠方》："治雀目不计时月，抵圣散方，用苍术二两，捣细，罗为散，每服一钱，不计猪羊子肝一个，用竹刀子批破，掺药在内，却用麻线缠定，用粟米泔一大盏，煮熟为度，令患人先薰过眼后，药气绝即吃之。"《简要济众》："亦治小儿雀目。"《经验方》："苍术不计多少，采米泔水浸三日，逐日换水，候满日，取出，刮出黑皮，切片曝干，慢火炒黄，细捣为末，每一斤，用蒸过白茯苓末半斤，炼蜜和丸，梧子大，空心卧时，热水下十五圆。别用术末六两，甘草末一两，拌合作汤点之，吞圆尤妙。可壮颜色，明耳目，忌桃李雀蛤及三白诸血。"

又："治内外障眼，苍术四两，米泔浸七日，逐日换水，后刮去黑皮，细切，入青盐一两，同炒黄色为度，去盐不用。木贼二两，以童子小便浸一宿，水淘，焙干，同捣为末，每日不计时候，但欲食蔬菜内，调下一钱七分，甚妙。"

菟丝子《本经》 味辛甘，平，无毒。久服明目。

茺蔚子《本经》 味辛甘，微寒，无毒，主明目，疗头痛。

柴胡《本经》 味苦，平，微寒，无毒。去肠胃中结气，久服轻身明目。

麦门冬《本经》味甘平，微寒，无毒。主目黄。陈藏器："和车前子，干地黄为圆，服之明目，夜中见光。"

羌活《本经》味苦甘，平，微温，无毒，疗诸贼风，百节痛风。日华子："治一切风，头旋，目赤疼痛。独活是羌活母也。"

车前子《本经》 味甘咸，寒，无毒。主养肺，明目，疗赤痛。《药性论》："能去肝中风热，毒风冲眼，目赤肿痛障翳，脑痛泪出。"《肘后方》："治久患内障眼，车前子、干地黄、麦门冬，等分为末，蜜圆如梧桐子大，服之屡试有效。"

木香《本经》 味辛，温，无毒。主邪气，辟毒疫，强志，消毒。

薯蓣《本经》 味甘，温，平，无毒，主头面游风，头风，眼眩，久服耳目聪明。

泽泻《本经》 味甘咸，寒，无毒，主风寒湿痹，消水，久服，耳目聪明。扁鹊云："多服病人眼。"

远志《本经》 味苦，温，无毒，主耳目聪明，去心下膈气，皮肤中热，面目黄。

草龙胆《本经》 味苦寒，大寒，无毒，益肝胆气。日华子云："明目。"张元素云："去目中黄，及睛赤，肿胀，瘀肉高起，痛不可忍。"

细辛《本经》 味辛，温，无毒，主头痛脑动，益肝胆，通精气，久服明目。陶隐居云："最能除痰明目。"

巴戟天《本经》 味辛甘，微温，无毒，增志益气，疗头面游风。

芎䓖《本经》 味辛，温，无毒，主中风入脑头痛，除脑中冷动，目泪出，多涕唾。《御药院方》："真宗赐高相国去痰清目生犀圆，芎䓖十两，紧小者，粟米泔浸三日，薄切片子，日干为末，分作两料，每料入脑，麝各一分，生犀半两，重汤煮，蜜和为圆小弹子大，茶酒任嚼下一圆，痰加珠砂半两，膈痰加牛黄一分，水飞铁粉一分，头目昏眩，加细辛一分，口眼㖞斜，加炮天南星一分。”

黄连《本经》 味苦，寒，微寒，无毒。主热气目痛，眦伤泪出，明目益胆。刘禹锡《传信方》：“羊肝圆，治男女肝经不足，风热上攻，头目昏暗羞明，及障翳青盲，用黄连末一两，白羊子肝一具，去膜，擂烂和圆梧子大，每食后以暖浆水吞十四圆，连作五剂瘥。昔有崔承元者，因官治一死罪囚，出活之，因后数年以病目致死。崔为内障所苦，丧明逾年，一日半夜叹息独坐，闻阶除间窸窣之声，崔问为谁，答曰：“是昔所蒙活之囚，今故报恩至此，遂以此方而设。崔依此合服，不数月复明，因传于世。”苏颂云：“黄连治目方多，而以羊肝圆尤奇异，今医家洗眼，以当归、芍药、黄连等分锉细，用雪水或甜水煎汤，乘热洗之，冷即再温，甚益于眼，但是风毒，目赤，花翳，用之，无不神效。盖眼目之病，皆是血脉凝滞使然，故以行血药，合黄连治之，血得热则行，故乘热洗也。”《外台秘要》：“治目卒痒痛，乳汁浸黄连，频点眦中。”《抱朴子》：“乳汁煎黄连，治目中百病。”《肘后方》：“治眼泪出不止，浓煎黄连汁，浸绵拭之。”

蒺藜子《本经》 味苦辛，微温，寒，无毒。主风痒头疼，咳逆伤肺，肺痿，其叶主风痒，可煮以浴，久服明目。苏颂曰：“古方蒺藜子，皆用有刺者，治风，明目最良。”《外台秘要》：“补肝散：治三十年失明。蒺藜子，七月七日收，阴干，捣散，食后，白水服方寸匕，日二。”

黄芪《本经》味甘，微温，无毒。主止痛补虚。日华子："治头风，热毒，赤目等，药中有益，呼为羊肉。"

肉苁蓉《本经》味甘，酸咸，微温，无毒。主补中。

防风《本经》味甘辛，温，无毒，主头眩痛，恶风，风邪，目盲无所见。日华子："治风赤眼，止冷泪。"

决明子《本经》味咸苦甘，平，微寒，无毒。主青盲，目淫肤，赤白膜，眼赤痛泪出。《唐本草》："主明目，故以决明名之，俗方惟以疗病也。"日华子："助肝气，益精，熁太阳穴治头痛，作枕，治头风，明目，胜于黑豆。"《食疗》："叶主明目，利五脏，食之甚良。子主肝家热毒气，风眼赤泪，每日服一匙，挼去尘，空心水吞之，百日后夜见物光也。"《外台秘要》："治积年失明，不识人，决明子二升，杵散，每食后以粥饮服方寸匕。"《千金方》："治肝热毒，取决明子，作菜食。"

五味子《本经》味酸，温，无毒。日华子："治风明目。"

地肤子《本经》味苦咸，无毒。去皮肤中热气，久服耳目聪明。《外台秘要》："凡目痛及眯目，忽中伤有热瞑者，取地肤子白汁，频注目中。"

干姜《本经》味辛，温，大热，无毒。逐风湿痹。《唐本草》："久服令人目暗。"《肘后方》："治身重，小腹急热，必冲胸膈，头重不能举，眼中生翳，干姜四两，为末，温水，和服，覆取汗得解。"《集验方》："治头旋眼眩，干姜为末，热酒调服半钱，立效。”

当归《本经》味甘辛，温，大温，无毒。《日华子》：“治一切风，一切气，一切劳。”

芍药《本经》味苦酸，平，微寒，有小毒。通顺血脉。《药性论》：“能治肺邪气。”日华子：“治头痛，目赤，明目，去胬肉。赤色者。”别本注：白者利小便，下气；赤者止痛，散血。按：芍药古无赤白之分，《图经》始载有二种，白者名金芍药，赤者名木芍药。缪希雍曰：“木芍药色赤，赤者主破血，专入肝家血分，肝开窍于目，目赤者，肝热也。”又曰：“赤者利小便，散血，白者止痛下气。”

瞿麦《本经》味苦辛，寒，无毒，明目去翳，破胎坠子，孕妇不可服。日华子云：“治眼目赤肿痛。”

玄参《本经》味苦咸，微寒，无毒。补肾气，令人明目。

秦艽《本经》味苦辛，平，微温，无毒。疗风，无问久新。

知母《本经》味苦，寒，无毒。除邪气，下水益气。疗膈中恶，及风汗内疸多服令人泄。日华子：“润心肺，补不足，治热劳。”

白芷《本经》味辛，温，无毒。主头风侵目，泣出，头眩，目痒。《药性论》：“除风邪，明目止泪。”《日华子》：“治目赤胬肉。”《百一选方》：“都梁圆，王定国因被风吹，项背拘急，头目昏眩，太阳并脑俱痛，自山阳拿舟至泗洲都梁，求名医杨介治之，杨吉老既诊脉，当即予药一弹丸便服，王因款话，经一时再作，并进两服，病若失，王甚喜，问为何药？答曰：公如道得其中一味，即传此方，王思索良久，自芎䓖，防风之类，凡举数种皆非，但一味白芷耳。王益神之。此药初无名，王曰：是药处自都梁人，可名都梁圆也。主治诸风眩晕，妇人胎前产后乍伤风邪，头目昏重，及血风头痛，服之令人目明，凡沐浴后，服一二粒甚佳。方用香白芷大块，择白色新洁者，先以粽刷刷去尘土，用沸汤泡洗四五遍，为细末，炼蜜圆如弹子大，每服一圆，多用荆芥点茶蜡，细嚼下，食后常服，诸无所忌，只干嚼咽也可。”

黄芩《本经》 味苦，平，大寒，无毒。疗痰热，胃中热。按：张元素云：“黄芩疗热，目中赤痛。”

前胡《别录》味苦，微温，无毒。主风头痛，推陈致新，明目益精。

藁本《本经》 味苦辛，温，微寒，无毒。主除风头痛。

天麻《本经》 味辛，平，微温，无毒。疗风无问久近。

牡丹皮《本经》 味辛苦，寒，微寒，无毒。疗头痛头风。萧炳云：“白补赤利。”

芦荟《海药》 味苦，寒，无毒，主热风，膈间热气，明目。

胡黄连《唐本草》 味苦，平，大寒，无毒。疗风，补肝胆，明目。浸人乳点目甚良。

附子《本经》 味辛甘，温，大热，有大毒。主风寒。张文仲：“备急方，疗眼暴赤肿，磣痛不得开，泪出不止，削附子黑皮，末如蚕砂大，着眦中，以定为度，孕妇不可服。”

乌头《本经》 味辛甘，温，大热，有大毒。主中风，目中痛，不可久视，孕妇不可服。

半夏《本经》 味辛，平，生，微寒，熟温，有毒。主头眩，悦泽面目，消胸膈痰热，堕胎。

大黄《本经》 味苦，寒，大寒，无毒。主推陈致新，安和五脏，除痰实，肠间结热。

桔梗《本经》 味辛苦，微温，有小毒。补血气，除寒热风痹。《日华子》云：“补五劳，养气，养血，排脓。”

葶苈《本经》 味辛苦，寒，大寒，无毒。治面目浮肿，中风。

旋覆花《本经》 味咸甘，温，微冷利，有小毒。主目中眵䁾。

牛膝《本经》 味苦酸，平，无毒。逐血气，堕胎，补中续绝，益精，填骨髓，除脑中痛。《太平圣惠方》：“治眼卒生珠管，牛膝茎叶，不拘多少，捣绞取汁，日三五度点之。”

白蒿《本经》 味甘，平，无毒。主补中益气，耳目聪明。深师方：“取白艾蒿十束，如升大，煮取汁，以曲及米。一如酿酒法，候熟，稍稍饮之，但是面目有疮，皆可服之。”《斗门方》：“治火眼肿痛，以艾烧烟，用碗覆之，候烟尽，将碗上煤刮下，以温水调化，洗眼即瘥，更入黄连甚佳。”

菥蓂子《本经》 味辛，微温，无毒。主明目。目痛泪出，补五脏，益精光。崔元亮《海上方》："疗眼目热痛，泪出不止，菥蓂子，捣筛为末，卧时铜簪点少许入目，当有热泪及恶物出，甚佳。并治眼中胬肉，夜夜点之。"

淫羊藿《本经》 味辛，寒，无毒，益气力，强志，坚筋骨。《经验方》："治痘疹入目，用仙灵脾，威灵仙，等分为末，食后，米汤下二钱匕，小儿半钱匕。"《圣济总录》："治目昏生翳，用仙灵脾，生王瓜，即小栝楼红色者，等分为末，炼蜜圆，如梧子大，每三十圆，姜茶汤下。"《百一选方》："治病后青盲目，日近者可治，仙灵脾一两，淡豆豉一百粒，水一碗半，煎一碗，顿服即愈。"《普济方》："治小儿雀盲，仙灵脾，晚蚕蛾，各半两，炙甘草，射干，各二钱半，为末，羊肝一枚，切开，掺药末二钱，扎定，以黑豆一合，米泔一盏，同煮熟，分二次食，以汁送之。"

夏枯草《本经》 味苦辛，寒，无毒。《简要济众方》："明目补肝，肝虚目睛痛，冷泪不止，血脉痛，羞明怕日，补肝散，夏枯草半两，香附一两，为末，每服一钱，腊茶汤调下，无时候服。"黎居士《易简方》："夏枯草治目疼，用砂糖水浸一夜用，取其能解内热，缓肝。"娄全善云："夏枯草治目珠疼，至夜甚者神效，或用苦寒药点之反甚者，亦神效。"

藿香《别录》 味辛，微温，无毒。主风水肿毒，去恶气，止霍乱心腹痛。

秘传眼科龙木论卷之十

三 木部凡二十九种

桂《别录》味甘辛，大热，有小毒。主利肝肺气，头痛。《日华子》：“治一切风气，通九窍，益精明目。”

松脂《本经》味苦甘，温，无毒。除胃中伏热。李时珍云：“利耳目。”

枸杞《本经》味苦，寒。根名地骨皮，大寒，子微寒，无毒，春夏采叶，秋采茎实，冬采根。《药性论》：“叶和羊肉作羹，益人，除风明目。作饮代茶，止渴。汁注目中，去风障，赤膜，昏痛。”《千金要方》：“治肝虚，或当风眼泪，枸杞最肥者二升，捣破，纳绢袋中，置罐中，以酒一斗浸之，密封勿泄气，三七日，每旦饮之，任性勿醉。”《肘后方》：“疗目赤生翳，枸杞子捣汁，日点眼内三五次，神验。”《外台秘要》：“疗天行赤目，暴肿痒痛。地骨皮三斤，水三斗，煮取三升，绞去柤，更内盐二两，煎取二升，傅目，或加干姜一两。”《十便良方》：“目涩有翳，枸杞叶，车前叶，各二两，挼汁，桑叶包悬阴地一夜，取汁点之，不过三五度。”

柏实《本经》 味甘，平，无毒。主益气除风，久服耳目聪明。

茯苓《本经》 味甘，平，无毒。主开胸腑，调脏器。雷公云：“凡使茯苓，用皮去心，捣细，于水盆中搅浊，浮者滤去之，此是茯苓赤筋，若误服饵，令人瞳子并黑睛点小，兼盲目。”

琥珀《别录》 味甘，平，无毒。《日华子》：明目，摩翳。

黄柏 味苦，寒，无毒。疗目热赤肿。《日华子》：洗肝，明目，止泪。

楮实《别录》 味甘，寒，无毒，叶亦入方用。《外台秘要》：“点眼翳，取楮白皮暴干，合作小绳子如粗钗股许，火烧作灰，待冷，细研如面，每点少许于翳上，日三五度，渐消。”

蔓荆《本经》 味苦辛，微寒，平，温，无毒，主明目，头风痛，目泪出。《日华子》：“治赤眼。”

蕤核《本经》味甘，温，微寒，无毒。主明目，目赤痛伤，泪出目肿，眦烂。苏颂《图经》：“刘禹锡《传信方》所著治眼法最奇，云眼风痒，或生翳，或赤眦，一切皆主之。宣州黄连，捣筛末，蕤核仁，去皮，研膏等分和匀，取无蚛干枣两枚，割下头少许，去核，以二物填满，却以割下头合定，用少薄棉包之，大茶盌盛，量水半碗，于银器中文武火煎取一鸡子大，以棉滤灌，收点眼，万万不失，前后试验十数人，皆应，今医家亦多用得效也。故附之。”

乳香《别录》味苦，微温。《日华子》：“味辛，热，微毒，去恶气。”

桑叶《本经》味苦甘，寒，有小毒，主除寒热，出汗。《日华子》：“家桑叶，暖，无毒。除风痛，叶未开，可作煎服，治一切风。”《普济方》：“青盲洗法，新研青桑叶，焙干，逐月按日就地上烧存性，每以一合，于瓷器内，煎减二分，倾出，澄清，温热洗目，至百度，常试有验。正月初八，二月初八，三月初六，四月初四，五月初六，六月初二，七月初七，八月初十，九月十二，十月十三，十一月初二，十二月三十。”《经验方》：“洗青盲眼，正月八，二月八，三月六，四月四，五月五，六月六，七月七，八月二十，九月十二，十月十七，十一月二十六，十二月晦，每遇上件神日，用桑柴炭一合，以煎汤，沃于瓷器中，澄令极清，稍热洗之，如冷，即重汤煮温，不住手洗，久久视物如鹰鹘也。”

栀子《本经》味苦，寒，大寒，无毒。疗目热赤痛，胃中热气。

麒麟竭《唐本草》味甘咸，平，无毒。小破积血。《日华子》：“此药性急，不可多使。”

龙脑《本经》味辛苦，微寒，一云温平，无毒。主明目，去目赤肤翳。《海药本草》：“谨按陶弘景云，主内外障眼，又有苍龙脑，入膏煎良，用点眼则有伤，切宜择用。”

枳壳《本经》味苦酸，寒，微寒，无毒。止风痛。《日华子》："除风明目，及肺气水肿。"《食医心镜》："枳壳一两，研末，如茶法煎用，利气明目。"

秦皮《本经》味苦，微寒，大寒，无毒。去风除热。目中青翳白膜，可作洗目汤。《药性》："主明目，去目中久热，两目赤肿疼痛，风泪不止，秦皮一升，水煎澄清，冷洗赤眼极效。"《外台秘要》："治赤眼及眼睛上疮，秦皮一大两，清水一大升，于白碗中浸，春夏一食时以上，看碧色出，即以筋头缠绵，点下碧汁仰卧，点所患眼中，仍先从大眦中满眼著，微痛不畏，量久三五度饭间，即侧卧，沥却热汁，每日十度以上著，不过两日瘥。"又："治眼因赤瘥后翳晕，秦皮一两，切水一升五合，煮取七合，澄清，渍目中。"

没药《开宝》味苦，平，无毒。主目中翳晕痛，肤赤。

密蒙花《开宝》味甘，平，微寒，无毒，主青盲，肤翳，赤肿多眵泪，消目中赤脉，小儿麸豆及疳气攻眼。

诃黎勒《唐本草》味苦，温，无毒。《图经》："取其核，磨白蜜，注目中，治风赤涩痛，神效。"

石南《本经》味辛苦，平，有毒，能逐诸风。《普济方》："治小儿通睛，石南散，石南一两，藜芦三分，瓜丁五七个，为末，吹少许入鼻，一日三次，内服牛黄平肝药。"

钩藤《别录》味甘，微寒，无毒。主治小儿寒热，十二惊痫。

突厥白 味苦，主治金疮，止血，生血补腰续筋。

槐木《本经》味苦，平，无毒。《千金要方》：“疗胎赤眼方，取槐木枝如马鞭大，长二尺，作二段，齐头，麻油一匙，置铜钵中，旦使童子一人，以其木研之，置瞑乃止，令仰卧，以涂目眦，日三度，瘥。”

槐实 味苦，酸咸，寒。主明目益气，除热泪。《千金要方》：“明目黑发，取槐子入冬月牛胆中浸之，阴干百日，食后吞一枚，十日身轻，三十日白发黑，至百日明目通神。”

槐叶 味苦，平，无毒。《食医心镜》：“明目方，嫩槐叶一斤，蒸熟晒干，研末，煎饮代茶，久服明目。”

牡荆沥《别录》味甘，平，无毒。主治头风旋运目眩。《肘后方》：“疗目卒痛，烧荆木出黄汁，点之。”

鸡舌香《别录》味辛，微温，无毒。《抱朴子》以鸡舌香、黄连、乳汁煎之，注目，治百疹之在目者，皆愈，更加精明。

苦竹沥《别录》味甘，大寒，主治目痛，明目利九窍。孙真人《食忌》：“治目中赤，眦痛如刺，不得开，肝实热所致。或生障翳，苦竹沥五合，黄连二分，绵裹入竹沥内浸一宿，以点目中数度，令热泪出。凡竹叶皆可煎汤饮之，盖竹叶能生胆上膏。”

四 人部凡二种

乳汁《别录》味甘咸，平，无毒。首生男乳，疗目赤肿痛，多泪。《新修本草》：“雄雀屎，和首生男子乳，点目中胬肉，赤脉贯瞳子者，即消，神效。”《肘后方》："疗目热生赤白膜，取雄雀屎细直者，和人乳，傅上，自消烂尽。"陈藏器："鹳鸽眼睛，和乳汁研滴目中，令人目明，能见霄外物。"又："主治目疾，以象睛和人乳滴目中。"

怀孕妇人爪甲《拾遗》味甘咸，无毒。取末，点目，去翳障。

五　兽部凡二十种

麝香《本经》味辛，温，无毒。疗风毒去目中肤翳。孕妇不可服。雷公："凡使麝香，用当门子尤好，以子日开之，微研用，不必苦细也。"

牛黄《本经》味苦，平，有小毒。利耳目。孕妇不可服。孙思邈云："益肝胆，定精神。"

熊脂《本经》味甘，微寒，温，无毒。《日华子》："治风，补虚损。"

熊胆《食疗》味苦，寒，无毒。《本草纲目》："清心，平肝，明目去翳。"《齐东野语》："熊胆圆，治目赤障翳，每以胆少许化开，入冰片一二片，铜器点之绝奇，或泪痒，加生姜粉些须。"

酥《别录》味酸，微寒，甘，平，无毒。《日华子》："益心肺。"陈藏器："合诸膏，摩风肿。"《圣济总录》："治眯目，以酥少许，随左右纳鼻中，垂头少许，令流入，目中物与泪同出也。"

牛胆《本经》味苦，大寒，无毒。益目精。《新修本草》："腊月牛胆酿槐子服，明目，治疳湿弥佳。"《药性》："腊月牝牛胆，酿黑豆一百粒，百日后取出，每夜吞一枚，镇肝明目。”

牛肝《别录》味甘咸，温，腥，无毒。主肝明目。

青羊胆《别录》 味苦，寒，无毒。主治青盲，明目。《药性论》：“青羊胆，点赤障白翳，风泪眼。”《肘后方》：“治目暗，热病后失明，以羊胆傅之，旦暮各一次。”

青羊肝《别录》 味苦，寒，温，无毒。《药性论》：“青羊肝，服之明目。”苏恭：“治肝风虚热，目赤暗痛，热病后失明者，并用子肝七枚，作生食，神效。亦切片，水浸贴之。”《千金要方》：“补肝散，治目疾失明漠漠方，青羊肝一具，去上膜，薄切之，以新瓦盆子未用者，净拭之，内肝于中，炭火炙之，令极干，汁尽，末之，决明子半升，蓼子一合，熬令香。左三味，合治下筛，以粥饮食后服方寸匕，日二，稍加至三匕，不过两剂，明目，能一岁服之，可夜见文字。”《梅师方》：“治目暗，黄昏不见物者，以青羊肝，切，淡醋食之，煮亦佳。”《千金要方》：“治目䀮䀮无见方，青羊肝一具，细切，以水一斗，内铜器中煮，以曲饼覆上，上钻两孔如人眼，正以目向就熏目，不过再熏之，即差。”

羊睛《千金要方》 主治目赤及翳，熟羊眼睛，暴干治下筛，傅目两角。《食疗》：“治目翳羞明，熟羊眼睛中白珠，二枚，于细石上和枣核磨汁点之，仰卧，日二夜二，频用三四日瘥。”

羖羊角《本经》味咸，温，无毒。主治青盲，明目。疗百节中结气，风头痛。

羚羊角《本经》 味咸苦，寒，微寒，无毒。主明目。

犀角《本经》味苦酸咸，寒，无毒。疗头痛。《日华子》："镇肝明目。"

虎睛《别录》《日华子》："镇心安神。"李时珍："明目去翳。"

兔肝《别录》 主治目暗。孟诜："兔肝切片生食，如羊肝法，治丹石毒发，上冲，目暗不见物。"《日华子》："兔肝明目补劳，治头旋眼眩，和决明子作圆服，甚明目。"

猪肝《本经》味苦，温，无毒。李时珍："补肝明目。"《千金翼方》："治眼暮无所见方，猪肝一具，左细切，以水一斗煮，取热，置小口器中，及热，以目临上，大开勿闭也，冷复温之，取差为度。"

猪胆《别录》 味苦，寒，无毒。方家多用之。李时珍："猪胆治目赤，目翳，明目，清心脏，凉肝脾。"《外台秘要》："疗青盲，猪胆一枚，微火煎之，可圆如黍米，内眼中食顷良。"

猪胆皮《外台秘要》 主治目翳如重者，取猪胆白皮暴干，合作小绳子，如粗钗股大，火烧作灰，待冷，随便以灰点翳上，不过三五度，翳自当烂。

犬胆《本经》 味苦，平，有小毒。主治明目。《太平圣惠方》："治眼赤涩痒，犬胆汁注目中，效。"《食疗》："上伏日采犬胆，酒调服之，去眼中浓水。"

马齿《别录》 味甘，平，有小毒。《刘涓子》："主治目有白翳息肉，取齿一大握，洗，和朴硝少许，杵，以绢裹安眼上，数易之。"

六　禽部凡二种

白鹅膏《别录》味甘，平，微寒，无毒。主明目。

斑鸠《嘉祐》 味甘，平，无毒。主治明目。

七　虫鱼部凡十八种

石蜜《本经》味苦，平，微温，无毒。明目。葛氏方："目生珠管，以生蜜涂目中，仰卧半日，乃可洗去，日一次。"

蜜蜡《本经》 味甘，微温，无毒。《集验方》："治肝虚雀目如神，黄蜡不拘多少，器内溶化成汁，取出，入蛤粉内相和得所，成球，每用以刀切下二钱，以猪肝二两，批开，掺药在内，麻绳扎定，水一碗，同入铫子内煮熟，取出，乘热熏眼，至温，并肝食之，日二，以平安为度。"

牡蛎《本经》味咸，平，微寒，无毒。陶隐君："左顾者雄，故名牡蛎。"

珍珠《开宝》味咸甘，寒，无毒。粉点目中，主肤翳障膜。

石决明《别录》 味咸，平，无毒。主治目障翳痛，青盲。《日华子》："凉，明目，壳磨翳障，亦名九孔螺也。"《图经》："壳大者如手，小者如三两指，海人亦啖其肉，亦取其壳，渍水洗眼，七孔、九孔者良，十孔者不嘉。"

鲤鱼胆《本经》 味苦，寒，无毒，主治目热赤痛，青盲，明目。《药性论》："点眼，治赤痛翳痛。"《食疗》："胆主除目中赤及热痛，点之良。"

蝉蜕《别录》 味咸甘，无毒。《御药院方》："治头风目眩，为末饮汤下。"寇宗奭："除目昏障翳，以水煎汁服。"

白僵蚕《本经》 味咸辛，平，无毒。《日华子》："治一切风病。"

青鱼胆《开宝》味苦，寒，无毒。主治目暗，滴汁目中。

贝子《本经》 一名贝齿，味咸，平，有毒。主明目。《千金方》："治小儿黑花，眼翳涩痛，贝齿一两，烧灰研如粉，入小许龙脑点之妙。若有息肉，加珍珠末等分。"《千金要方》："治目生翳方，贝齿拾枚，烧灰，治下筛，取如胡豆，著翳上，日二，正仰卧，令人傅之，炊久，乃拭之，息肉者，加真珠如贝子等分。"

蛇蜕《本经》 味咸甘，平，无毒。主明目。

蝎《开宝》味甘，平，有毒。疗诸风，口眼㖞斜。

乌贼骨《本经》 味咸，微温，无毒。治眼中热泪及一切浮翳。《经验方》："治疳眼流泪，乌贼骨，牡蛎，等分为末，糊圆皂角子大，每用一圆，猪肝一两，米泔煮食。"

蛴螬《本经》味咸，微温，微寒，有毒。主治淫肤青翳白膜。《千金要方》："治稻麦芒等入目中方，取生蛴螬，以新布覆目上，持蛴螬从布上摩之，其芒出著布上。"

蜘蛛《别录》 性微寒，有小毒。《外台秘要》："治目疣，以蜘蛛网丝缠绕，自落。"

田螺《别录》味甘，大寒，无毒。主治目热赤痛。《药性论》：“治肝热，目赤肿痛，用田螺大者七枚，洗净，新汲水养去泥秽，重换水一升浸洗，取起于净器中，着少许盐花于甲内，承取自然汁点目，逐个用了，放却之。”《百一选方》：“治目痛累年，或三四十年方，取生海螺一枚，螺口开，以黄连末内螺口中，令螺吐黄连汁，取汁注眦中。”

白鱼《本经》即衣鱼是也，味咸，温，无毒。《外台秘要》：“治目翳，书中白鱼末，着少许于翳上，日二。”

五倍子《开宝》味苦酸，平，无毒。疗肺脏风。《博济方》：“治风从上攻目，肿痒涩痛，不可忍者，或上下睑眦赤烂，或浮翳瘀肉侵眼，神效驱风散，五倍子一两，蔓荆子一两半，为末，每用二钱，水二盏，铜石器内煎及一盏，去滓，乘热淋洗，再煎，又依前淋洗，大能明目，去涩痒。”

八　果部凡一种

杏仁《本经》味甘苦，温，冷利，有小毒。《广利方》：“治眼筑损，胬肉出，生杏仁七枚，细嚼，吐于掌中，乘热以锦裹箸头，点胬肉上，不过四五度瘥。”左慈秘决：“杏仁不用多食，令人目盲。”《千金要方》：“治头面诸风，眼瞤鼻塞，眼暗冷泪。用杏仁三升，研细，水煎四五沸，洗头待冷，汗尽三度愈。”

九　米谷部凡三种

胡麻《别录》味甘，平，无毒。明耳目。

小麻油《别录》 味甘，微寒，大寒，无毒。去头面游风。

青蘘《本经》 味甘，寒，无毒。胡麻之苗也。主治益气补脑髓，久服耳目聪明。

十　土部凡一种

墨《开宝》 味辛，温，无毒。主治眯目，物芒入目。《千金要方》："治飞丝入目，磨浓墨点之，即出，亦治尘物入目。"

十一　菜部凡八种

芜菁《别录》 味苦，温，无毒。子主明目。《唐本草》："北人又名蔓菁子，主目暗。"《千金要方》："补肝无菁子散，常服明目方，芜菁三升，净淘，以清酒三升煮令热，暴干，治下筛，以井花水和服方寸匕，稍加至三七，无所忌，可少少作服之，令人充肥，明目洞视，水煮酒服亦可。"

瓜蒂《本经》 味苦，寒，有毒。《日华子》："治脑寒，热齆，眼昏。"

马齿苋《别录》 味酸，寒，无毒。主目盲白翳，子，明目。仙经用之。《食医心镜》："主青盲白翳，除邪气，利大小肠，去寒热，马齿苋实，一大升，捣末，每以一匙，用葱、豉煮粥食，或煮米糁五味作羹食。"

假苏《本经》 味辛，温，无毒。主寒热。《唐本草》："此即菜中荆芥也，陈者良，主劳血，风气壅满，伤寒头痛，头旋眼眩。"《经验方》："产后中风，眼瞑反折，四肢搐搦，下药可立时应效，以如圣散，荆芥蕙为末，酒服二钱匕。”《肘后方》：“治一切偏风口眼㖞斜，用青荆芥一斤，青薄荷一斤，同入砂盆内研烂，生绢绞汁，于磁器中煎成膏。余滓三分，去一分不用，将二分滓日干为末，以膏和圆如梧桐子大，每服三十圆，白汤下，早至暮可三服（一作早暮各一服），忌动风物。”

葱实《本经》 味辛，大温，无毒。主明目。《食医心镜》：“理眼暗，补不足（一作眼暗补中），葱实大半斤（一作半斤），为末，每取一匙头，水二升，煮取一升半，滤去滓，入米煮粥食，良。”又：捣葱实，蜜圆如梧桐子大，食后，米汁服一二十圆，日二三服，亦甚明目。”

白蘘荷《别录》 味辛，温，有小毒。《唐本草》：“根，主治稻麦芒入目中不出，以汁注目即出。”

苦瓠《本经》 味苦，寒，有毒。《千金要方》：“治眼暗，七月七日，取生苦瓠中白，绞取汁一合，以酢一升，古文钱七枚，浸之，微火煎之减半，以米许大内眦中。”

石胡荽《四声本草》 味辛，寒，无毒。主治通鼻气，去目翳。陈臧器：“去目翳，以石胡荽按塞鼻中，翳膜自落。”《食性》：“鹅不食草。”

附 葆光道人秘传眼科龙木集

目录

葆光道人秘传眼科龙木集

眼　　论

夫六识之中，双眸为上，所以称为日月，喻若骊珠，托二曜而辨玄黄，藏四气而通瞻视，故得身安明达，规矩全躯，莫不贵乎斯也。

上士明哲，自调五脏，而能养神，神安则脏和，脏和则眼目清洁，时偶失治，疗之有凭，纵有微疴，必易驱遣。

中士之类，由明动静，自晓节宣，设使乖违，亦能除愈，下俚之辈，损益既昧，寒暄失宜，但有疾缠，不能早疗，遂有所伤者也。

祇如目者，惟轻膜裹水，水性澄清，不耐纤埃，易致其损，皎洁莹净，无不鉴明，贵如宝珠，故号为眼珠也，凡举动瞻视，要假借三光，设若外昧，则内视不明，内明则外视而朗，故眼为五脏之候也。

瞳人及黑水肾之主也，血轮如环，心之主也，白睛应肺，总管于肝，眼带虽系于肝，明孔遍通于五脏，脏气若少乱，目患即生，五脏既安，何辄有损，是以枝病花衰，根朽叶凋，若内有所伤，则外生诸疾矣。

又曰：目者，精气之余，心之主，肝之官也，五脏之精气，皆上注于目，骨之精为瞳人，筋之精为黑睛，血之精为络脉，气之精为白睛，肉之精为约束，是以筋骨气血之精，共成其目也。

夫忧悉思虑，皆会于心，心藏神，肝藏魄，肾藏志，肝为中将，取决于胆，会气于心，而主于目，目者，五脏之精气也。

五脏有病，皆形于目，目色赤，病在心，目色白，病在肺，目色青，病在肝，目色黄，病在脾，目色黑，病在肾，不可名者，病在胸中。阳气失则目瞑，阴气绝则目盲。

肝气通和，则辨五色，肝有病，则目夺精而眩，肝中寒，则目昏而瞳人痛。邪伤肝，则目青黑，瞻视不明，肝有实热，则眼如刺。肝若虚寒，则目眩流涕，瞻视生花，肝若劳寒，则目涩闭不开。肝气不足，则目昏暗，迎风有泪，视物不明。肝热冲睛，目眦赤痛生息肉及目睛黄。胆与肝合，胆虚，为阴邪所伤，目中生花。肝热，则目中多赤痛泪出。肝不利，则目昏，肝热中风，则目欲脱而泪出。

又曰：目热则内外眦烂，肝久实热，则目赤涩痛，而生淫肤息肉，故目者，五脏之精所成也。

又曰：目有五轮，风轮、血轮、气轮、水轮、肉轮，五轮应于五脏，随气之主也。肝之色青，其味酸，属东方甲乙木也，王于春，肝气通于目，左目属甲为阳，右目属乙为阴，肝主风，故曰风轮也，虽有其名，而形状难晓，与水轮相辅也。

心之色赤，其味苦，属南方丙丁火也，王于夏，心主血，故曰血轮也，血轮与肉轮相辅，赤黑色是也，此轮忌针。

脾之色黄，其味甘，属中央戊已土也，王于四季各十八日，脾主肉，故曰肉轮也。肉轮在外，郁郁黄白色，今俗为白睛也。

肺之色白，其味辛，属西方庚辛金也，王于秋，肺主气，故曰气轮也，气轮在肉轮之下，隐而不显也。

肾之色黑，其味咸，属北方壬癸水也，王于冬，肾主水，故曰水轮也，水轮在四轮之内，为四轮之母，能射光明，视万物，今俗呼为瞳人也。

肝脏病者，应于风轮，风轮病，即望风泪出，睹物烟生，夜退昼增，碜痛畏日，或如青衣拂拂，时似飞蝇联联，此是肝脏之疾，宜治肝也。

心脏病者，应于血轮，血轮病，即飞花兢起，散乱纵横，胬肉渐渐粘睛，两眦泪淹赤烂，此是心脏之疾，治宜心也。

脾脏病者，应于肉轮，肉轮病，即睑内肿疼，眦头涩痛，眼见飞丝缭乱，又如毛发纵横，夜半甚于黄昏，日没增于早起，此是脾脏之病，治宜脾也。

肺脏病者，应于气轮，气轮病，即忽如云飞遮日，逡巡欲渐分明，或如雪影中花，或似飞蝇相趁，此是肺脏之病，治宜肺也。

肾脏病者，应于水轮，水轮病，即黑花簇簇，雾气昏昏，视一物如二物，睹太阳如同水底，此是肾脏之疾，治宜肾也。

五轮歌

风轮肝木

东方生木木生风，木脏为肝应目中，
饥饱不均生热毒，睛疼有翳主侵瞳。

血轮心火

心属南方火丙丁，热风流入脏中停，
眼眦两头生赤涩，远视铜环似碎星。

肉轮脾土

脾属中央土最尊，胬肉攀睛起黑云。
胞沿肿痛羞明涩，赤脉来侵障犯睛。

气轮肺金

肺脏停留热毒生，满眸微觉滴乳轻，
但将凉药宣肠胃，免使昏昏滴血轮。

水轮肾木

肾脏属水受贼邪，上冲两眼内生花，
分明蝴蝶交加舞，莫待朦胧似雾遮。

论

夫眼目者，法天地日月也，天地清净，日月光明，天地晦暝，日月昏暗，经云：眼应于肝，王春三月，作魂神宫，眼为广牖，所通万事，无不睹之，好恶是非，自然分别，自少及长，疾病多般，皆是摄养有乖，致使眼目生患。凡人多餐热食，或嗜五辛，喜怒不时，淫欲不节，凌寒冒暑，坐湿当风，恣意叫呼，任情号泣，长夜不寐，永日不眠，极目视山，登高望远，或久处烟火，或博奕经时，抄写多年，雕镌绣画，灯下看字，月中读书，用其眼力，皆失光明也，更有驰骋田猎，冒涉雪霜，向日迎风，昼夜不息，皆是丧目之因也，恣一时之快意，为目病之根源，所以疾生眼目也，凡有养性之事，必须慎焉，若能终身保惜，可使白首无患。

八廓歌

关泉廓

小肠之腑属关泉，受病先从心里传，
两眦俱赤热泪痒，但调经脉自然痊。

养化廓

三焦有病肝中藏，冒暑冲风时犯光，
凉膈邪犹尚中着，连投热药病难当。

抱阳廓

内抱真阳是命门，眼前花乱色难分，
不能补肾调肝胆，赤脉交加热有根。

传道廓

传道为土本经根，肺家壅滞热风侵，
大肠若顺应须愈，闭涩之时翳犯睛。

水谷廓

食气伤脾在胃中，更加积热两相冲，
胞沿渐肿侵睛赤，不解中宫热不通。

津液廓

膀胱为水肾之肤，冷热相邢本脏虚，
青赤翳来轮廓内，非凭妙手不能除。

清净廓

视物依稀似雾中，时时手拭两睛瞳，
更加冷泪频频下，此是肝虚胆气攻。

会阴廓

肾中之病有因由，酒色过多更带忧，
莫道睛疼无大咎，那堪膜翳裹睛眸。

钩割针镰法

夫眼之内，两眦有赤脉，及息肉者，宜钩起，以铍针割取令尽，如未全尽，可再取之，以尽为度，或以缝衣细针，以线穿取，用口衔定牵起，以铍针折起，令离黑珠，向日割之，割了，以火针熨，令断其势，即不再生，不然，则二三年间准前发动，重生者，粘睛不落，剥之极难，须审细疗之，绝厚者入水轮，即以曲头篦子折起，勿使掣损瞳人，切须稳审，不得粗心，瞳人甚薄，不宜伤损，凡钩割及用针，不得在旦，旦则腹空，五脏皆虚，即晕闷便倒，须用人扶头。若有此候，皆是虚弱之人，宜缓缓调理，大凡钩割，不得一时急速取之，唯在斟量，渐次镰洗，庶无晕闷之患也。若有赤脉胬肉，宜针镰者，并可依此法矣。

论眼捷法

夫眼之圣功莫大焉，且如眼生黑花者，如不患眼相似，何以辨之？切须仔细，看瞳人生黑角五六分者，乃真黑花也，此疾因损虚房室得之。若瞳人间微小生黑角气，黑花也，因饥饱劳心得之。若热花者，只白晕侵睛，可辨也。若眼生翳者，从上生下者难治也，自下而上者亦易治。若头尾生者，亦可治也。大凡内障之眼，宜仔细详审缓看，瞳人间里有白者，是内障也。凡五风患候者，瞳人间尽是也，此证切须缓缓推详，使患者复旧也。

论眼昏花捷要

且夫医眼之法，最为多端，非则一体，不可以为轻慢。如患目昏不明，非有一状。肝肾虚，而近视不快。脾虚，而见白花。气虚，而瞻视茫茫。血虚，则飞蝇散乱，血冷，则瞳人开张。肾虚则瞳人缩小。或不明者，气不和也。黑花散乱者，乃精血虚也。更迎风泪不止者，或昏，是思虑伤也。膀胱损也。是宜用和血壮气，切不可用针镰割点。只宜服收花平补之药也。

七十二问

第一问　眼赤痛者何也

答曰：此乃五脏积毒，传于肝之外象，肝受邪热，使血散乱，上攻于目，故目赤而痛也。宜服《局方》八正散方。

《局方》八正散方

车前子　瞿麦　萹蓄　滑石　甘草　栀子　木通　大黄各等分

上㕮咀，每服一两，水二钟，灯心七茎，煎至八分，去滓，食后，温服。

第二问　目赤而不痛者何也

答曰：此肝之实也，肝者血脏，其候在目，肝实则血盛，血盛则血气上冲，流注于目，灌侵于睛，睛受其血，故赤而不痛。宜用《局方》拨云散，秘方顺肝散，退赤散。如治目痛，热泪流，昏涩肿胀，宜用秘方拨云散方。

《局方》拨云散方

羌活　防风　柴胡　甘草各等分

上为末，每服二钱，水一钟半，煎至一钟，临卧，薄荷菊花茶清汤下，亦得忌用藏盐酱酢湿面炙煿发热动风等物。

秘方顺肝散方

生地黄　当归　大黄　栝楼仁各等分

上为末，每服一钱，水一钟，调下。或用新汲水半钟调下。

退赤散方

生地黄　木通　甘草　栀子各等分

上为细末，每服二钱，用竹叶汤调下，食后，日进三服。

秘方拨云散方

芎䓖　荆芥　薄荷　甘草　决明子　当归　防风　熟地黄　木贼　旋覆花　大黄　石膏各等分

上为细末，每服二钱，食后，用茶清调下。如目赤胬肉侵睛者，用淡竹叶汤调下。

第三问　目赤者何也

答曰：此肝之虚也，肝属木，木生火，火发木灭，火属心，赤灌大眦，侵睛则肿，宜服秘传黄芪丸，活血煎，当归丸。

秘传黄芪丸方

黄芪蜜炙　防风　茴香炒　白蒺藜炒　牡丹皮各等分

上为末，酒糊为丸，如桐子大，每服三十丸，食后，盐汤下，或酒亦可，妇人用艾醋汤下。

活血煎方

当归一两　地黄　芎䓖　香白芷　羌活各五钱　乳香　没药另研，各一钱

上为细末，炼蜜为丸，如桐子大，每服三十丸，薄荷荆芥汤下，或茶清亦可。

当归丸方

上方，秘传黄芪丸内，去黄芪。加当归，名当归丸。

第四问　大眦赤者何也

答曰：此心之实也，五轮分布，大眦属心，心者，帝王南面之尊，其候在大眦赤者，乃心实也。宜用三黄丸，菊花散。

三黄丸方

黄连去皮　黄芩去芦　大黄各等分

上为细末，炼蜜为丸，如桐子大，每服三十丸，热水送下。如脏壅实，加栝楼。小儿积，宜可服之。

菊花散方

白蒺藜炒　羌活去芦　木贼去节　蝉蜕去头足。各三两　菊花去梗，六两

上㕮咀，每服三钱，食后，临卧，茶清调下。常服

清利头目，洗肝去风。忌发风腌炙煿等物。

第五问　小眦赤者何也

答曰：此心之虚也，心者，五脏六腑之宗，上应荧惑，其属南方之位。五行生杀，心属火，火生土，土实则火虚，故小眦赤者，心之虚也。宜服茯苓散，点定光朱砂膏。

茯苓散方

白附子，玄参各五钱，白茯苓七钱五分，川续断，白僵蚕各一两

上㕮咀，每服三钱，水一钟半，煎至半钟，去粗，温服。

定光朱砂膏方

滑石水飞　沙蜜各五钱　朱砂一钱　片脑少许

上为极细末，煎蜜作膏，每用铜箸，点大小眦内，立效。

第六问　目睛多泪出者何也

答曰：此乃肺之实也，肺乃西方庚辛金也，金生水，水发则流注，金属肺经，则其色白，五轮八廓经曰，泪本肺之精华，目出眵而硬者，肺之实也，宜用秘方泻肺汤。

秘方泻肺汤方

桑白皮　地骨皮　甘草各等分

上㕮咀，每服一两，水一钟半，煎至一钟，食后服。

第七问　怕日羞明者何也

答曰：此脾之实也，脾属土，土生湿气，气结传肺，肺受脾邪，上胜于目，目受脾之湿气，脾主肌，内热难开，属太阴，真气胜其上，土湿稍胜，精华涩结，不荣于目。宜用秘方密蒙花散，千里光汤，《局方》羊肝丸。

千里光汤方

千里光即石决明　海金沙　甘草　菊花分两同

上㕮咀，每服八钱，水一钟半，煎至一钟，去柤，食后，温服。

秘方密蒙花散方

石决明煅　木贼　枸杞子　白蒺藜　青葙子　羌活　菊花　蔓荆子　密蒙花各等分

上㕮咀，每服一两，水二钟，煎至一钟，去柤，食后，温服。

《局方》羊肝丸

白羊肝净洗、去膜，一具，黄连细罗，一大两

上将羊肝先安盆内，研烂，旋旋入黄连末，拌匀得所，为丸如桐子大，每服四十丸，食后，温浆水下，连作五剂，诸般眼疾，障翳、青盲皆主之，禁食猪肉及冷水。

第八问　视物不明者何也

答曰：此脾脏虚也，目轮属五脏，青赤黄白黑也，黄轮属脾，即揭睛是也，目本应其色。青属木，脾土被

肝木所克，青黄相争，不青不黄，目睛杂色，而视物不明也。宜服秘方苍术汤，千里光汤（方在七问下）。

秘传苍术汤

苍术　玄参　甘草　远志　茺蔚子各等分

上㕮咀，每服五钱，水一钟半，煎至一钟，秦皮一片，食后，温服，柤再煮。

第九问　眼常见黑花如蝇牵者何也

答曰：此肾脏之实也，肾属水，其应北方黑色，乃肝之母，母实，肝肾之邪伤于经。胆者目之经，神水之源，肾邪入目，时复落落蝇羽者，肾之实也。宜用秘方猪苓汤、苦参汤。

秘方猪苓汤方

猪苓　木通　栀子　大黄　金毛狗脊　萹蓄各等分

上㕮咀，每服五钱，水一钟半，煎至一钟，去柤，温服，无时。

苦参汤方

苦参　地骨皮各半两　丹参三钱　乳香另研、三钱

上㕮咀，每服五钱，水一钟半，煎至一钟，去柤，温服，无时。

第十问　迎风有泪者何也

答曰：此肾家虚也，五轮曰，黑睛属肾。肝属木，木生风。肾属水，水枯不能滋木，故迎风有泪，肾之虚也。用石燕子散、艾煎丸、蚕砂汤。服此药一止其泪，大有神效。

石燕子散方

石燕子煅、醋淬十次、一双　玳瑁　羚羊角各一两　犀角一钱

上为末，用好酒、薄荷汤、或茶清，食后调下。

艾煎丸方

艾叶醋炒　肉苁蓉　川牛膝酒浸　甘草　桑叶向东者用　山药　牛膝炒　当归各等分

上为末极细，炼蜜为丸，如桐子大，每服十丸，茶清调下。

蚕砂汤方

蚕砂炒、四两，巴戟去皮，川楝肉，马兰花去梗、各二两

上为细末，每服二钱，无灰酒，不拘时调下。

第十一问　目中红筋附睛者何也

答曰：此乃心乘肝也，心属火，火主血。肝属木，木主筋，血侵于筋者，肝之候。血者肝之源，传入目，渐灌瞳人，故曰侵睛也。宜服当归散主之。

当归散方

当归　防风苗泡　蒺藜炒　牡丹皮各等分

上为末，每服二钱，生葱、薄荷、茶清调下。或作㕮咀，煎服亦可。

第十二问　白膜遮睛者何也

答曰：此乃肺克肝也，肺属金，肝属木，金能克木。金色白，故曰白膜，风邪甚则火旺，白轮胜者，轮

在睛上，复即灌交，是母子相刑，五花白膜遮睛，故金克木。宜用秘方连翘散、蝉花散，密蒙花散（方在七问下）。

秘方连翘散

连翘　栀子　甘草　朴硝　黄芩　薄荷各等分

上为末，每服三钱，茶清调下，无根水亦可。

秘方蝉花散

蝉花一两　菊花四两　白蒺藜二两

上为末，每服三钱，清水调下。

第十三问　目中迎风受痒者何也

答曰：肝邪自传，肝属木，风动即痒也。宜用秘方二处膏，《局方》明目地黄丸。

秘方二处膏方

将田螺养开，掩入黄连末，焙干为末，入脑、麝二味各少许，绵裹泡水洗眼。

《局方》明目地黄丸

生地黄洗　熟地黄各一两　牛膝各浸，三两　石斛　枳壳炒　防风各四两　杏仁去皮尖、火炒黄，细研去油，二两

上为细末，炼蜜为丸，如桐子大，每服三十丸，空心，温水下，或米汤下。忌一切风动等物。

第十四问　目常早晨昏者何也

答曰：此乃头风攻冲于目，头者诸阳之首，早晨昏则阳衰，肝脏为阴中之阳，属木，木旺于寅卯辰时，木气旺，故使头风攻注于目，宜服《局方》芎菊散、白蒺

藜散、石膏散。

《局方》芎菊散方

芎䓖　菊花　甘草各一两　薄荷二两　防风七钱半　白芷五钱

上为末，每服三钱，食后，茶清下。伤风头眩，用无根水调下尤速。

白蒺藜散方

白蒺藜　细辛　萹蓄　白芷　下香各等分

上为细末，每服一钱，米汤调下，或温酒亦可，食后，日进三服。

石膏散方

石膏　石决明煅　荆芥　白芷　芎䓖　防风　旋覆花各等分

上为细末，每服一钱，食后，薄荷、生葱、茶清调下，日进三服。

第十五问　目常日中昏者何也

答曰：乃痰之所作也，在巳午未时，真阳之气火胜，心胜肺，肺壅痰塞，时复浑浑而昏也。宜用《局方》辰砂化痰丸，《局方》玉壶丸。

《局方》辰砂化痰丸方

枯白矾　辰砂各五钱　南星炮、一两　半夏一两

上将白矾、半夏、南星为末，和匀，生姜汁煮面糊，为丸桐子大，仍用朱砂为衣，每服十丸，食后，姜汤下。亦治小儿风壅痰嗽，一岁服一丸，捣碎，用薄荷、生姜汤调下。

《局方》玉壶丸方

南星　半夏各五钱　重罗白面二两

上为细末，滴水为丸，如桐子大，每服三十丸，水一钟，先煎令沸，下药煮五七滚，候药浮即熟，漉出放温，别用生姜汤下，不拘时候。

第十六问　目常暮昏者何也

答曰：此脑损也，天真万物，行于阳道，不行阴道，至申酉戌时，寒气渐生，故主脑损，则风寒侵于目，以致目中微昏不真，到晚宜衣。灸风府穴。宜服宽中散，太阳丹，泻肺散。

宽中散方

青皮四两　陈皮四两　丁香四两　甘草四两　朴硝四两　细辛五钱　厚朴姜汁炒，二两　白豆蔻二两

共为末，每服二钱，盐汤送下。

太阳丹方　治太阳穴疼痛，名雷头风

大川乌炮、一两　石膏煅、二两　白芷一两　甘草一两

共为末，蜜和，面糊为丸，如桐子大，朱砂为衣，每服八十丸，淡姜汤下。一方有芎䓖一两，羌活一两，甘草一两，细辛五钱。

泻肺散方　治目中不清，视物不明。

黑豆　白芷　泽泻　当归　枸杞　苦参各等分

上药水煎服。忌酒、煎炒、发物。

第十七问　目夜间昏者何也

答曰：此阴毒盛也。经云，阴好静，阳好动，血散

漫而不行阴道，寒邪克之，致使寒气大盛，寒气者属阴，旺在申时，乃一阴之气生，故夜痛目昏，宜用六问内泻肝汤，九问内苦参汤。

第十八问　目中浮翳白膜遮睛者何也

答曰：此乃肺经之大热也，肺者属西方庚辛金，其色白，肺者气之源，气盛则热，血盛则寒，肺之热气，灌注瞳人，瞳人者，目之根也，白膜者，肺之苗也，根盛苗盛，则生膜，故白膜遮之者，肺经之大热也。宜用二问顺肝散，四问《局方》三黄丸，六问泻肺汤。

第十九问　泡罗突睛者何也

答曰：此睛损也，目者，五脏之源，六腑之宗，脏腑积热。外发于肝脏，肝脏更衰，而发疮疖，脓血结硬，其睛突也。宜用秘方琥珀丸，救睛丸。

秘方琥珀丸方　一名立退散，一名定志丸。

人参二钱　石菖蒲炮，天门冬去心　远志去心　预知子　麦门冬去心，各一两　白茯苓二两

上为细末，炼蜜为丸，如桐子大，朱砂为衣，每服十丸，茶清下，或水亦可。

救睛丸方

栀子　薄荷叶　赤芍药　枸杞子各二两　苍术三两

上为末，酒糊为丸，如桐子大，每服三十丸，井花水送下，或茶清下亦可。年壮之人可服，如是年老之人，可于前方内，加茯苓三两尤妙。

第二十问　目睛倒出者何也

答曰：脏之损也，眼应五行，青黄赤白黑，内应心肝脾肺肾，五脏者，目之宗源，睛深枯入者，五脏俱损也，宜服前琥珀丸。

第二十一问　青膜遮睛者何也

答曰：此病证是外障也，目为肾水之源，精华之腑，五脏积毒，攻冲于肝，外发于目，肝属木其色青，故有青膜遮睛也，宜用蝉花散（方在十二问下）。顺肝散（方在二问下），秘方洗肝散，许学士方。

秘方洗肝散

熟地黄　大黄　栀子　当归　甘草　干葛各五钱　赤芍药　甘松　黄芩各三两

上为细末，每服三钱，食后，清水调下。

许学士方

大黄　芍药　石决明煅　黄芩　人参　栀子　甘草各等分

上为细末，每服三钱，食后，清水调下。

第二十二问　瞳人背倒者何也

答曰：此病多是内障病，五行应变，应变升为气，气血皆衰，荣卫凝滞，不得荣于目也。宜用救睛丸（方在十九问下），活血煎（方在三问下），秘方琥珀丸（方在十九问下），秘方生犀角丸，生犀升麻汤。

秘方生犀角丸方

犀角　麻黄　防风　石决明　当归　楮实子　枸杞子各等分

上为细末，面糊为丸，如梧桐子大，每服三十丸，茶清下，小儿量大小，加减丸数。

生犀升麻汤

犀角一两一钱　川升麻　防风　白附子　白芷　黄芩各五钱　甘草一钱

上㕮咀，每服三钱，水一钟半，煎至一半钟，去柤，再煎，日进三服，在食后。

第二十三问　头晕眼见赤点星乱者何也

答曰：此乃血衰也，血者，心经也，周流百脉于六阳之首，阳经不行，故目昏也。宜用活血煎（方在三问下），石膏散（方在十四问下），地黄丸。此方，按《素问》云："久视伤血。"血主肝，故谨书伤肝主目昏，肝伤则自生风，热气上凑，目故昏也，此药大能养血明目，其功不可尽述。

地黄丸方系许学士方

熟地黄两半　决明子　黄连各一两　黄芩　防风　桂心　没药　羌活　朱砂各五钱　菊花去梗，五钱

上为细末，炼蜜为丸，如桐子大，每服三十丸，热水下。

第二十四问　目不痛不痒而赤昏者何也

答曰：此血滞也，经曰："荣属阴，卫属阳。"阴好静，阳好动，血气流行，气乃升降，荣卫通矣。血聚则

成痈疽，血滞则麻而不痒不痛，故昏赤也，宜用蝉花散（方在十二问下），顺肝散（方在二问下），秘方匀气散。

秘方匀气散方

香附子炒　甘草　苍术　茴香各二两

上为细末，每服三钱，盐汤调下。

第二十五问　目赤而热痛者何也

答曰：此血实也，经属阳，络属阴，经主气，络主血，气盛则壅，血盛则肝实也，应于目，故赤而热痛，肝实也。宜服当归散（方在十一问下）。

第二十六问　血侵睛者何也

答曰：此肝经虚热也，目为肝之外候，津液之府，宗脉之所聚也，邪热注于肝经，虚则血流，走于两目，故赤而侵睛也。宜用连翘散（方在十二问下），顺肝散（方在二问下），秘传郁金散。

秘传郁金散方

郁金　大黄　朴硝各等分

上三味为末，用桃条，生地黄自然汁调，点瞳人。

第二十七问　目久昏如物遮者何也

答曰：此为卫实也，荣主血，卫主气，上为天，下为地。《内经》曰："清气为天，浊气为地，清阳走腠理，浊阴走五脏"。五脏者，心肝脾肺肾也。受卫之气，流于两目，故昏如物遮睛者，用猪苓汤（方在九问下），连翘散（方在十二问下）。

第二十八问　目痛而憎寒者何也

答曰：此为卫虚也，卫为阳而无阴，荣为阴而无阳，经曰：荣者肝之司，卫者肾之府，肾属北方，水为邪乘，一府受邪，痛而憎寒也。用秘方蟹黄散。

秘方蟹黄散方

黄连　黄芩　蒲黄　郁金　栀子　秦皮　当归　滑石　白僵蚕　五倍子　薄荷　白杏仁

上十二味，各五钱，铜绿一钱，杏仁，洗七次，去皮尖，别研。

上㕮咀，每服三钱，水一钟半，煎至一钟，频频暖洗，如冷，再暖，无时洗。

第二十九问　目痛而身热者何也

答曰：此荣之实也，荣属阴而能发热，卫属阳而能发寒，荣卫乃阴阳之道路，在上属心，在下属肝与肾，目痛而身热者在心也。少阴君火之化，宜用秘方洗心散，菊花散。

秘方洗心散方

荆芥　甘草　菊花　大黄　当归　芍药各等分

上㕮咀，每服二钱，水一钟半，煎至一钟，食后，生姜、薄荷少许同煎，去粗，温服。

秘方菊花散方

菊花　甘草　防风　荆芥　蝉蜕　大黄　石决明煅各等分

上七味，为细末，每服三钱，水一钟调服，茶亦可，食后，卧时服。

第三十问　目乍暗乍明者何也

答曰：此乃荣卫俱虚也，荣卫者，阴阳之道路，心肝之宗源，荣卫流，则血气行，荣卫相争而不及卫也，故目时复乍明乍暗，宜用活血煎（方在三问下），艾煎丸（方在十问下）。

第三十一问　目患左赤而传右者何也

答曰：此乃阳经太旺也，阴中之阳心也，阳中之阴肝也，心中邪热，蕴积于肝，肝交于心，邪传本源也。左目属太阳，右目属太阴，此乃太阳经之太旺也，故传于右目，宜用洗心散（方在二十九问下），三黄丸（方在四问下）。

第三十二问　目患右赤而传左者何也

答曰：此乃阴经太旺也，目有阳络，有阳经，有阴络，有阴经，阴经属血，如目赤右传之于左，乃肝经邪热，太阴经之太旺也，宜用泻肺汤（方在六问下），退赤散（方在二问下）。

第三十三问　目患左右相传者何也

答曰：此乃血之邪气攻冲，肺脏不足，为风邪所使，热气相争，宜用密蒙花散（方在七问下），秘传珍珠膏。

秘传珍珠膏方

苍术三两　谷精草　甘草　木贼　芎䓖　荆芥　草决明　楮实子　羌活各等分　蝉蜕一个

上为末，炼蜜为丸，如桐子大，每服十丸，茶清送下。

第三十四问　目赤而痒涩者何也

答曰：此风邪攻冲也，肝者厥阴之经，而风邪内外相攻，风热相传，气血痞涩，时复气邪相动，是以作痒且涩，宜用二处膏（方在十三问下）。

第三十五问　目之两睑赤烂者何也

答曰：此乃风湿气使之然也，目者，精华之宫，魂魄之所，血脉之源，阴阳之首，经络之源，风邪客于腠理，湿气相争，停于两睑，目时赤烂，湿之故也。宜用洗心散（方在二十九问下），艾煎丸（方在十问下），二处膏（方在十三问下）。

第三十六问　目睛通黄者何也

答曰：此乃酒之毒也，或渴之时，饮酒如浆，或好酒侵入四肢，随入经络，往来上下，致使酒之湿热，流注于目，使目俱黄也。宜用《局方》三黄丸（方在四问下）。

第三十七问　目不能远视者何也

答曰：此乃劳伤于五脏六腑之间。目者肝之外候，脏腑之精华，风邪客之，使精华之气衰弱，肝气不足，则不能远视也。宜用蝉花散（方在十二问下），羊肝丸

（方在七问下）。

第三十八问　目患每年常发者何也

答曰：此证随天地同，少阳旺，复得甲子，阳明旺，复得甲子，太阳旺，复得甲子，太阴旺，复得甲子，少阴旺，复得甲子，厥阴旺，复得甲子，各六十日。三百六十日，其气一周，今太阳受病，复得来年六十日而当发，宜令泻之，如太阳受病，只泻太阳经膀胱是也。

第三十九问　目中拳毛倒睫者何也

答曰：脾之损也，脾主肌肉，肌肉消瘦，则饮食不能进，外感风邪，客于腠理，故毒生于目也。宜用《局方》省风汤，猪苓汤（方在九问下）。

《局方》省风汤方

防风去苗　南星生用，各四两　半夏白好者，浸洗之，生用　甘草　黄芩各二两

上㕮咀，每服四钱，水二钟，生姜十片，煎至一钟，去柤，温服，不拘时服。

第四十问　目中漏睛脓出者何也

答曰：此乃五脏冷热相攻，肾败也。宜用宝光散。

宝光散方

大黄　龙胆　赤芍药　芎䓖　白芷　牛蒡子　防风　防己　黄芩　当归　甘草　栀子　生地黄　细辛　羌活　荆芥各等分

上㕮咀，用水一钟半，煎至一钟，去柤，食后，

温服。

第四十一问　目中胬肉侵睛者何也

答曰：此脾之实也，脾者，仓廪之官，肌肉之府，毒气攻冲，肌邪之气冲肺，肺受脾邪，传之于目两眦，故胬肉侵睛也。宜用羊肝丸（方在七问下），三黄丸（方在四问下），拨云散（方在二问下），《局方》紫金膏。

《局方》紫金膏方

朱砂另研　乳香另研　硼砂另研　赤芍药　当归洗焙，各二两　雄黄水飞，二钱　麝香另研，半钱　黄连去须，半两

上捣，罗为细末，入研药内拌匀，再擂，炼蜜搜和为丸，如皂角子大，每次用一丸，安于净盆内，以沸汤泡开，于无风处洗眼，药冷，闭目少时，候三两时，再煨令热，依前洗之，一贴可洗三五次，不可犯铜，铁器内洗之，如暴赤眼肿者，不可洗之。

第四十二问　目数赤点积年不瘥者何也

答曰：风邪伤肝，则目昏赤，肌肉虚热，则邪气干之，故目痛积年不瘥也。宜省风汤（方在四问下），活血煎（方在三问下），牡丹煎丸。

牡丹煎丸方

延胡索　砂仁各半两　赤芍药　牡丹皮各一两　山茱萸　干姜炮，各半两　龙骨细研　熟地黄酒浸　槟榔　羌活各三两　五味子　人参　白芷　当归　干山药　肉桂

去皮　白茯苓　白术　藁本　附子炮，去皮脐　木香　牛膝酒浸　荜拨水泡，各一两　石斛酒浸，三两

上为细末，炼蜜为丸，如桐子大，每服二十丸，温酒或醋汤，空心下，日进三服，孕妇不可服。

第四十三问　两眼非时肿赤者何也

答曰：此风肿也，目乃肝之外候，肝虚不足，为冷热之气所干，故气上冲于目，外复遇风冷所击，冷热相争，而令目及睑内结肿，因风而发，故谓之风肿也。宜用洗肝散（方在二十一问下），秘传犀角消毒饮子。

秘传犀角消毒饮子方

犀角　防风　荆芥　鼠粘子　甘草各等分

上㕮咀，每服三钱，水一盏，煎至七分，去柤，温服，不拘时候。

第四十四问　眼珠脱出者何也

答曰：此脏腑阴阳不和也。目者阴阳之精，魂魄之宗，肝之外候。阴阳不和，蕴积生热，风热痰饮，渍于五脏之中，攻冲于目，故使眼疼，甚则珠脱出者，宜用救睛丸（方在十九问下）。

第四十五问　目常见黑花者何也

答曰：肝虚之故也，目者，肝之外候，脏腑之精华，气血津液之宗。气血不足，故肝虚不能荣于目，目常昏暗，时时见如黑绵羊胎毛。宜服羊肝丸（方在七问下）。

第四十六问　目中瘀血潮于睛者何也

答曰：此厥阴旺也，肝之脉，起于大指聚毛之端云云，上连目系，本经血气太旺，风热攻盛，或赤或紫，或往或来，皆瘀血所使也。宜用退赤散（方在二问下），椒红理中丸。

椒红理中丸方

沉香　莪术　柯黎勒去核　椒红微炒去汗　丁香　高良姜各五钱　附子炮去皮　当归酒浸　白术各一两　麝香　肉豆蔻炮，各一钱

上为细末，入麝香令匀，酒煮糊为丸，如桐子大，每服三十丸，温酒下，无时。

第四十七问　目涩者何也

答曰：此乃内动脏腑也，或啼哭泣出太过，冷泪不止，液道开而不闭，其液枯干，脏腑邪热传于肝，真气不荣于目，故目涩也。依用羊肝丸（方在七问下），三黄丸（方在四问下），二处膏（方在十三问下）。

第四十八问　凡大病之后目昏者何也

答曰：五脏不调，阴阳闭塞，血气不牢，神光虚弱，则茫茫昏瞶，乃血气虚极也。宜用黄芪丸（方在三问下）。

第四十九问　阳毒病后目微昏者何也

答曰：下元极虚也，五脏为阴，六腑为阳，六经

不利，即脏腑虚弱，脾胃不和，肌肉未复，劳动血气，肝脏虚弱，肝气内虚，以致双目微昏也。宜用黄芪丸（方在三问下），椒红丸（方在四十六问下），秘方柴胡汤。

秘方柴胡汤方

柴胡　胡黄连　黄连　厚朴　半夏各等分

上为末，每服二钱，水一钟半，煎至一钟，食后，温服。

第五十问　阴毒病后目微昏者何也

答曰：或服毒热药，或针或灸，火气焮痛，风邪冲击，新病后起早，肝气火盛，风火相并，故目昏也。宜用三黄丸（方在四问下），菊花散（方在四问下）。

第五十一问　遇水目昏者何也

答曰：此冷气攻肝，水者先入两足令肿也，而足经少阴肾足心之穴，名曰，涌泉，乃肾经所起，水入膀胱，真荣被伤，上攻于肝，水气侵及于足，邪气攻冲，故目昏也。宜用猪苓汤（方在九问下），艾煎丸（方在十问下）。

第五十二问　孕妇目昏者何也

答曰：此血气之候，孕妇少血气，血气不荣于肝，肝气不足，故昏也。宜用椒红理中丸（方在四十六问下），牡丹煎丸（方在四十二问下），羊肝丸（方在七问下）。

第五十三问　妇人产后目昏者何也

答曰：此乃五脏之虚也，妇人经产时，当出血一斗三升，肌肉气宽缓，骨节筋脉神，其气已虚，五脏不牢，六腑未安，自赖五脏六腑为根，根乏则苗衰，故目昏也。宜用椒红理中丸（方在四十六问下），菊花散（方在二十九问下），活血煎（方在三问下）。

第五十四问　初生小儿未经两月目烂者何也

答曰：此胎热也，小儿初生之时，浴汤已冷，秽浊浴之未尽，拭之未干，两目胞睑之间，感于外风，以致赤烂也，宜用连翘散（方在十二问下）。

第五十五问　小儿出疮疹初发于目者何也

答曰：子在母腹中，饮其血气，其胎胞秽浊。以生，故发疮于目，宜用犀角消毒饮（方在四十三问下），密蒙花散（方在七问下）。

第五十六问　小儿眼中生白膜者何也

答曰：此肺壅痰实热，热伤于肝，肝属于木，木者，清秀之物也，痰实热气攻冲，灌注瞳人，瞳人损动，黑睛白交，散漫于两间为障也，宜用救睛丸（方在十九问下），柴胡汤（方在四十九问下），顺肝散（方在二问下），琥珀丸（方在十九问下）。

第五十七问　小儿睛生翳障何也

答曰：脏腑之间，精华之气，小儿纯阳，感于风热，内有热痰，散于肝经，冲攻于目，故以交变，变生翳障，宜用蝉花散（方在十二问下），菊花散（方在二十九问下）。

第五十八问　小儿雀目者何也

答曰：小儿蕴积于热，风邪客于肝经，肝血凝滞不散，阴阳不和，荣卫不通，使目夜昏，有如雀目也。宜用三黄丸（方在四问下），复明散。

复明散方

苍术去皮，一两　谷精草一两　地肤子　决明子　黄芩各半两

上㕮咀，每服五钱，入荆芥少许，水一盏，煎至七分，去柤，食后服。

第五十九问　小儿目患青盲者何也

答曰：脏腑虚弱也，因伤冷物至极，气不能宣通，不赤不痛，全无障翳，致使白日视物不见也，宜用蟹黄散（方在二十八问下），菊花散（方在二十九问下），犀角消毒饮（方在四十二问下）。

第六十问　目中生疮者何也

答曰：此风邪客于腠理，风血散传，盖因浴洗之时，拭之未干，秽污浸渍，遇风邪即发，如粟米之状，

连眶赤烂，遂成疮疾，名宿肤风，宜用省风汤（方在三十九问下），《局方》三白散。

《局方》三白散方

白牵牛　桑白皮　白术　木通　陈皮去白，各半两

上为细末，每服三钱，空心，煎生姜汤调下。

第六十一问　目患睑生粟者何也

答曰：脾肺受邪也，脾者，肌肉之腑，肺者，皮毛之源，邪气相搏，肝经虚弱，风盛，即发于两目睑之间，状如粟米之形，遂成此证也，宜用省风汤（方在三十九问下）。

第六十二问　目患青盲者何也

答曰：肝乃目之原，精华之府，津液之道路。黑白二睛无有损伤，瞳子分明，但不见物，名为青盲。更加以五脏风热甚，内攻两目之间，而生翳似蝇翅者，覆瞳子上，故谓之青盲翳也，宜用省风汤（方在三十九问下）。

第六十三问　患瞑目之疾者何也

答曰：瞑者，流也，风邪客于目则昏，精液不足，目眦常散痒，冷泪不绝，遂成瞑目也，宜用当归散（方在十一问下），艾煎丸（方在十问下）。

第六十四问　目常脓漏者何也

答曰：目者，五脏之宗，六腑之华，上液之道。风邪客于两目，冷泪相攻，瞳人内损，故成此患，宜用救

睛丸，琥珀丸（方俱在十九问下）。

第六十五问　目生偏视者何也

答曰：此是阴阳之邪气攻冲，发于目内，脏腑偏衰，阴阳不和，或一目见，或二目见，宜用救睛丸（方在十九问下）。

第六十六问　目生得大小不匀者何也

答曰：目者，脏腑之精华，血脉之宗源，风邪客于目，冲于经络，肌肉痞塞，血气凝滞，故使两目大小不匀，遂成此状，宜用消风散（方在四问下）。

第六十七问　目患或青或赤者何也

答曰：此邪热冲肝，攻于五脏之内，上运于目，使瞳灌注，溃于经外，或青或赤，或黄或黑，往来不定故也。宜用羊肝丸（方在七问下），三黄丸（方在四问下），三白散（方在六十问下）。

第六十八问　目患或针或割，或取翳障，全痛不止者何也

答曰：目者，经络之苗窍，五脏之精华，津液之道路，既而割损，全痛不止。宜用牡丹煎（方在四十一问下），三白散（方在六十问下）。

第六十九问　目中多眵泪者何也

答曰：此乃经络蕴热，因食煎煿太过，故目中多眵

泪也。宜用洗心散（方在二十九问下），连翘散（方在十二问下）。

第七十问　目中常流泪者何也

答曰：乃肝经之虚也，经曰，肝虚则水枯，故流冷泪不止也。宜用洗心散（方在二十九问下），羊肝丸（方在七问下）。

此外又有二说：

一说，老人冷泪不止，乃精血俱虚，宜用秘方胡椒丸。

一说，有头风，目中常流冷泪者，宜许学士二方，专治老人冷泪不止。

胡椒丸方

用胡椒一味为末，黄蜡熔化为丸，如绿豆大，每服五七丸，食后，茶清下。

又许学士方

白术散方

白术　芎䓖　羌活　细辛　白芷　荆芥　菊花　决明子各五钱

上为细末，每服三钱，食后，温水调下。

菊花丸方

菊花　芎䓖　细辛　白芷　白术各等分

上为细末，炼蜜为丸，如桐子大，每服三十丸，食后，白滚水下。

第七十一问　如目打损被物伤者何也

答曰：此乃瘀血流聚于上而攻目，可以散其瘀血，宜用郁金散（方在二十六问下），蟹黄散（方在二十八问下），羚羊角散，五退散。

羚羊角散方

羚羊角　甘草　黄连　栀子　川升麻　车前子各十两　龙胆草　决明子各十二两

上为细末，每服三钱，米饮汤调下。若小儿可服半钱，日进三服。

五退散方

蛇蜕　凤凰蜕即鸡卵壳　人蜕即指甲　佛蜕即蚕退　蝉蜕同烧灰，研细，和匀一处，再研百遍，各等分

上为极细末，每服二钱，猪肝蘸吃，不拘时，日进三服。

第七十二问　目中有翳往来不定者何也

答曰：此乃是血所病也，盖心能生血，肝能藏血，肝受血则能视物，治目病不可不治血，此五灵脂入肝最速，宜用明目灵脂丸。

明目灵脂丸方

五灵脂二两　川乌炮，去皮，一两　没药二两　乳香二两

上为细末，滴水丸如弹子大，每服一丸，生姜酒磨下。

《秘传眼科龙木论》引用文献

唐·刘皓《眼论审的歌》
宋·陈言《三因极一病证方论》
唐·《龙树眼论》
隋·巢元方《诸病源候论》
宋·许叔微《普济本事方》
宋·王璆《是斋百一选方》
宋·《太平惠民和剂局方》
宋·《圣济总录·针灸门》

《千金翼方》、《备急千金要方》、《名医别录》、《神农本草经》、《唐本草》、《本草拾遗》、《大明本草》、《开宝本草》、《嘉祐本草》、《新修本草》、《海药本草》、《外台秘要》、《肘后方》、《姚合众方》、《食忌》、《经验方》、《御药院方》、《范汪方》、《药性论》、《简要众方》、《集验方》、《食疗》、《食医心镜》、《太平圣惠方》、《斗门方》、《图经本草》、《传信方》、《梅师方》、《博济方》、《广利方》、《黄帝七十二证眼论》等。

本书引用参考文献

晋·葛洪《肘后备急方》
隋·巢元方《诸病源候论》
唐·孙思邈《备急千金要方》、《千金翼方》
唐·王焘《外台秘要》
唐·刘皓《眼论审的歌》
宋·王怀隐《太平圣惠方》
宋·陈师文《太平惠民和剂局方》
宋·赵吉赦撰《圣济总录》
宋·刘昉《幼幼新书》
宋·陈言《三因极一病证方论》
宋·许叔微《普济本事方》
宋·王璆《是斋百一选方》
明·解缙《永乐大典》
明·朱橚《普济方》
明·王肯堂《证治准绳》
明·薛己《医案》
明·邓苑《一草亭眼科全集》
明·袁学渊《秘传眼科七十二证全书》

明·李时珍《本草纲目》
清·王子固《眼科百问》
清·文永周合刊《一草亭眼科全书》、《异授眼科》
清·胡芝樵重刊《异授眼科》
清·鲍相璈《验方新编》
清·马化龙《眼科阐微》
朝鲜：金礼蒙《医方类聚》
日本：丹波元胤《医籍考》

方剂索引

七画

八画

九画

十画

十一画

十二画

十三画

十四画

十五画

十六画

药名索引

六画

七画

八画

九画

十画

十一画

十二画

十三画

十四画

十五画

十六画以上